JN312930

エビデンスに基づく難治性うつ病の治療

【編著】

防衛医科大学校教授
野村総一郎

国立精神・神経センター武蔵病院院長
樋口　輝彦

株式会社 新興医学出版社

Evidence-Based Treatment for Refractory Depression

EDITORS
Soichiro Nomura, M.D. and Teruhiko Higuchi, M.D.

Ⓒ 2006 published by
SHINKOH IGAKU SHUPPAN CO., LTD TOKYO.
Printed & bound in Japan

編 集

野村総一郎　（防衛医科大学校　精神科学講座　教授）
樋口　輝彦　（国立精神・神経センター武蔵病院　院長）

執筆者一覧

河本　　勝　（防衛医科大学校　精神科学講座，東所沢病院）
桑原　達郎　（防衛医科大学校　精神科学講座）
大嶋　明彦　（群馬大学大学院医学系研究科　脳神経精神行動学教室）
山下さおり　（正史会大和病院　精神科）
角田　智哉　（防衛医科大学校　精神科学講座）
戸田　裕之　（防衛医科大学校　精神科学講座）
野村総一郎　（防衛医科大学校　精神科学講座　教授）
倉内　佐知　（防衛医科大学校　精神科学講座）
岡本　長久　（国立精神・神経センター武蔵病院　精神科　医長）
野田　隆政　（国立精神・神経センター武蔵病院　精神科）
尾鷲登志美　（昭和大学医学部　精神医学教室）
中込　和幸　（鳥取大学医学部　統合内科医学講座　精神行動医学分野）
樋口　輝彦　（国立精神・神経センター武蔵病院　院長）
山田　和夫　（国立精神・神経センター武蔵病院　精神科）

（執筆順）

序文

　今日，うつ病の治療は格段に進歩し，標準的な方法をきちんと行いさえすれば，問題無く治しうる病気になったかのごとき言い方もされることがある。このような楽観的な治療観に基づいてだろうか，「うつ病は心の風邪」という表現も一般社会に向かって発信されている。これがうつ病への偏見を和らげ，受診率を高め，うつ病者が医療の恩恵を受ける機会を拡大せしめていることは事実であろう。しかし医療の第一線の現場では，うつ病の治療がそのような楽観論のみで語られる状況にない，という声も多く聞く。確かに7～8割のうつ病は半年前後で円滑に治療が奏功し社会復帰していくことは，大半の臨床家の共通認識である一方，「治らないうつ病」もけっして無視できない割合で存在することも実感なのである。つまり，うつ病は治るタイプ，治らぬタイプに2極分化しているとも言える。またそれに加えて，再発の多さがある。円滑に治ったとしてもすぐに再発すれば，治る意味が薄くなる。まして頻回に再発すれば，治らないのと同じことになるだろう。このような「治らないうつ病」「再発を頻回に繰り返すうつ病」は，そもそも診断概念が広がりすぎたためだという見解もある。しかし，それだけではあるまい。確かな診断概念のもとでも，このようなうつ病がある割合で存在することは，多くの臨床データ，予後・経過研究が示している。

　「治らないうつ病」「再発を頻回に繰り返すうつ病」をまとめて「難治性うつ病」と呼ぶとすると，これはいまだ克服されていない，うつ病臨床の大きな課題である。この課題については，これまで多くの研究がなされ，多くの提言もなされているが，エビデンスと個人の経験論的なものが渾然一体となっている印象がある。もちろん，過去には難治性うつ病について書かれた良書も内外にあるが，それらの多くはいささか古くなっており，あらためてEBMに基づき整理する必要がある。このような意図のもとに本書は企画された。本書の特徴はあくまでevidence-basedであることである。Pub-Medなどの文献探索エンジンを用いて，課題や具体的な方策ごとの業績を網羅的に調べ，それをわかりやすくまとめることを心がけた。それらを総括して，第Ⅴ章において現時点でのベストと思われる治療アルゴリズムを提唱した。本書が臨床家にとって有用なものとなることをせつに希望する次第である。

平成18年8月

編者　野村総一郎
樋口輝彦

目　次

I. うつ病の難治化要因と難治化早期予測の試み……………………………………1
　A．治療者側の要因（6種のエラー）……………………………………………3
　B．患者側の要因（個体要因・状況要因）………………………………………5
　C．再び治療者側の要因……………………………………………………………12

II.「難治性」の定義　治療抵抗性とラピッドサイクラー化………………………15
　A．治療抵抗性うつ病（treatment-resistant depression）……………………17
　B．ラピッドサイクラー（rapid cycler）………………………………………21

III. 治療抵抗性うつ病への対応………………………………………………………25
　A．治療ガイドラインにおける治療抵抗性うつ病への対応……………………25
　　1．各治療ガイドラインにおける難治性うつ病の治療手順…………………25
　　2．各治療ガイドラインにおける個別の治療法………………………………27
　B．治療抵抗性うつ病への治療各論………………………………………………31
　　1．抗うつ薬同士の併用…………………………………………………………31
　　2．難治性うつ病におけるリチウム強化療法…………………………………37
　　3．甲状腺ホルモン………………………………………………………………52
　　4．難治性うつ病における抗てんかん薬の役割………………………………60
　　5．ドパミンアゴニスト…………………………………………………………72
　　6．メチルフェニデート…………………………………………………………78
　　7．期待される新規抗うつ薬とその他の併用療法……………………………82
　　8．電気けいれん療法（electroconvulsive therapy；ECT）………………105
　　9．磁気刺激，断眠療法，光照射などの薬物以外の方法……………………120
　　10．精神療法……………………………………………………………………124

IV. ラピッドサイクラーへの対応……………………………………………………131
　A．ラピッドサイクラー化しやすいのは？………………………………………132

B．抗うつ薬は急速交代化させるか？ ……………………………………134
　　C．ラピッドサイクラーに対する治療 ……………………………………136
　　　　1．診断・誘発薬剤の検討 …………………………………………136
　　　　2．気分安定薬 ………………………………………………………136
　　　　3．抗精神病薬 ………………………………………………………139
　　　　4．他の治療法 ………………………………………………………141
　　D．まとめ …………………………………………………………………142

V．難治性うつ病アルゴリズムの提唱 ……………………………………147
　　A．治療抵抗性うつ病の薬物治療アルゴリズム …………………………147
　　B．ラピッドサイクラー（RC）薬物治療アルゴリズム …………………151

索引 …………………………………………………………………………157

I. うつ病の難治化要因と難治化早期予測の試み

「難治性」うつ病の定義に関しては，次の章で述べられる。しかしながら，難治という以前に，抗うつ薬による治療効果判定の基準自体に統一的なものがない，という問題がある（Keller MB, 2004)[10]。うつ病寛解の基準として，ハミルトンのうつ病評価尺度（HAM-D) 17-item の 7 点以下，10 点以下，あるいは HAM-D 21-item の 7 点以下，8 点以下，10 点以下，さらには他の評価尺度を使うもの等々，研究者間で一致していない。また，治療前のスコアと比べて，50％以上の点数減少（改善）は治療反応ありとし，それに満たない改善は部分反応とする，という基準が使われることが多いものの，その持続期間の基準も含めて，治療効果の定量化コンセンサスが今後望まれる。そのうえで，治療手段に関する優劣の議論が噛み合うようになるであろうし，さらにその結果として浮かび上がってくるであろう「難治性」ないし「治療抵抗性」うつ病の内容も，より質の揃ったものとなるはずである。

さて本章では，うつ病がどのような要因によって難治化するのか，というテーマについて論じる。難治化要因とされている情報を主治医として知っておき，臨床実践上それらに注意を払うことによって，治療早期の段階から，計画性をもった，より良い対応が可能となろう。念のために区別しておくべきことは，何に対するリスクとして論じられているのか，という点である。うつ病の発症に対するリスクファクター研究もあるし，うつ病エピソードが寛解したあとの再発に対するリスクファクター研究もある。これらは結局のところ重なる部分はあるが，本章の主題は，うつ病エピソード期間内の治療中において，治療抵抗性（難治性）につながる要因（リスクファクター）は何かを論じることにある。

表1は，難治性うつ病を論じる際に，よく用いられるステージ分類（Thase and Rush, 1997)[23] である。Stage I の治療抵抗性うつ病に対して云々，という形でステージ分類を既知のものとして使用する論文もあることから，確認しておく必要がある。**表1**のよう

表 1　治療抵抗性うつ病のステージ分類

ステージⅠ	少なくとも1種類の抗うつ薬を十分に使用し，失敗
ステージⅡ	ステージⅠ＋別クラスの抗うつ薬を少なくとも1種類使用し，失敗
ステージⅢ	ステージⅡ＋三環系抗うつ薬（TCA）を使用し，失敗
ステージⅣ	ステージⅢ＋MAOIを使用し，失敗
ステージⅤ	ステージⅣ＋両側ECTを実施し，失敗

Thase ME, Rush AJ：When at first you don't succeed：sequential strategies for antidepressant non-responders, J Clin Psychiatry, 58（suppl 13）, 23-29, 1997.

な，ステージ分けというカテゴリー化ではなく，治療抵抗性を点数化する試みもなされており，「治療抵抗性」の程度の強弱を，より連続的に表現可能となるメリットがある（Petersen, 2005）[20]。

　エビデンスに基づいているという意味において本書と関連する著書（樋口，1997）[7]に収載されている文献と比べると，その後の今日までの7～8年間で，うつ病の難治化要因に関して大きな発見がなされたわけではなく，以前から言われているものは，引き続き難治化要因とされている。

A．治療者側の要因（6種のエラー）

うつ病患者が受診する場は，精神科を専門としないプライマリーケア医にも広がってきていることを踏まえると，診断・治療の前提条件として，治療担当医サイドが誤る可能性のあるパターンをまず把握しておく必要がある。

プライマリーケア医および精神科医から専門機関あてに，重症うつ病患者として紹介されてきた164名を検討した結果から，Parker GB, Thase ME ら（2005）[19]は治療抵抗性に関与する要因を，6種のパラダイムエラーとして次のように整理している。

エラー1：双極性障害の診断と対応の失敗

重症うつ病とされた164名のうち，18％が双極性障害であったが，その中の3分の1は双極性と診断されたことはなく，気分安定薬を投与されたこともなかった。

エラー2：精神病症状を伴ううつ病の診断と対応の失敗

3％（5人）が該当したが，そのように診断されたことはなかった。すべての者が抗うつ薬に加えて抗精神病薬の投与を受け，80％がECTも施行されてはいたが，「治療抵抗性」という診断に基づいてのものであり，「精神病症状を伴う」というサブタイプ診断を反映した対応ではなかった。

エラー3：メランコリー型うつ病の診断と対応の失敗

46％がDSM-IVでいうメランコリー型うつ病に該当し，臨床診断でも28％が該当した。この場合，抑うつ症状が強いので，ECT，三環系抗うつ薬，MAOI，SNRIといった治療方法がより効果的とされているが，70％以上の患者がSSRIによる治療を受けており，多くの者が上述のような治療を受けずにいた。

エラー4：一見メランコリー型にみえるが非メランコリー型の状態診断と対応の失敗

この種のエラーは36％に達した。ひとたび，メランコリー型うつ病と診断されると，生物学的ではない要素が省みられにくくなる。社会的な境遇の悪さの問題，不安が強く完全主義的なパーソナリティ傾向などが大きく抑うつと関連し，治療抵抗性につながっていることが推測された一群であるが，適切な精神療法や社会的介入を受けてはいなかった。

エラー5：二次性抑うつの誤診

不安性障害が49％，パーソナリティ機能の問題が31％，摂食障害が5％にみられ，それらによって二次的に抑うつをきたしていた一群である。それらとうつ病とのどちらが一次的なものか，中には判断することが困難な場合もあるが，コモビデティ（併存症）

の問題については，下記でも述べることとする。

エラー6：器質因子の見逃し

4%が認知症，脳梗塞などの脳器質的な問題，さらに8%が身体疾患（甲状腺機能低下など）を有しており，それらと抑うつとの関連が考えられた。

また，患者が処方薬を指示通りに内服しているかどうかといったアドヒアランス以外にも，Manning（2003）[12]は，うつ病の治療現場に次のような点検を求めている。医師と患者とが合っていないのではないか？　医師として適切な共感ができているか？　治療同盟（治療をめざした協力関係）を作ることができているか？　教育を受け，経験を有する医師であり，その患者の治療に必要な能力があるのか？　治療戦略に精通しているのか？

B．患者側の要因　　　（個体要因・状況要因）

うつ病の治療抵抗性に関連する因子の研究には，これまでに多くのものがあるが，結果もさまざまであり，統一的な結論は得られていない（Fava, 2003）[5]。これは，冒頭に述べたような基準作成の課題が，「治療抵抗性」の診断についても，治療効果についても未解決であり，現在進行中であることが一因であるが，対象サンプル数が小規模である問題も指摘されていた。

うつ病に関するまとまった研究としては，これまでに，NIMH による共同研究（National Institute of Mental Health Collaborative Program）やチューリッヒ研究が知られているが，最近のものでは STAR＊D（Sequenced Treatment Alternatives to Relieve Depression）[22] があげられる。これは4000人のうつ病患者を対象とした研究であり，数十人，数百人を対象としたこれまでの研究と比べて，桁違いに規模の大きな多施設研究である。とくに，治療抵抗性うつ病に関する研究として最初からデザインされており，今後の研究成果の発表が大いに期待されるところである。インターネット上のウェブサイトにも，STAR＊D に関する詳細が一般に公開されており，是非アクセスを試みられたい（http://www.edc.gsph.pitt.edu/strd/public/）。

この STAR＊D 研究から発表され始めた報告の中で，まず年齢に関して，外来における1500人のうつ病患者で検討した結果は下記のとおりである（Zisook S, 2004）[25]。18歳以前に発症したうつ病に関しては，女性が多く，長期の経過となり，現在のうつ病エピソードの期間がより長くなり，エピソードの回数も多くなる。また，自殺傾向が強く，より重症となり，Ⅰ軸精神疾患の併存が多く，また過敏で焦燥も強い（図1）。

次に性差に関しては，次のような結果が発表されている（Marcus SM, 2005）[13]。現在のうつ病エピソードに関しては，女性（平均22.9ヵ月）のほうが，男性（平均17.3ヵ月）よりも期間が長かった（年齢補正後，p=0.01）。過去の自殺企図は，女性のほうが男性よりも（19.7% vs 13.8%）多かった（年齢補正後，p=0.013）。一方，医師が評価した希死念慮は，男性のほうが多かった（55% vs 45%）（年齢補正後，p=0.0007）。女性では，全般性不安障害，身体表現性障害，過食症の症状を認めることが多く，男性では，強迫性障害，アルコール乱用，薬物乱用の症状を認めることが多かった。

薬物乱用に関して，同様に1484人のうつ病患者で検討し，28%に物質使用障害を認めた（Davis LL, 2005）[2]。これらの患者では，機能低下がより大きかったが（p=0.0111），

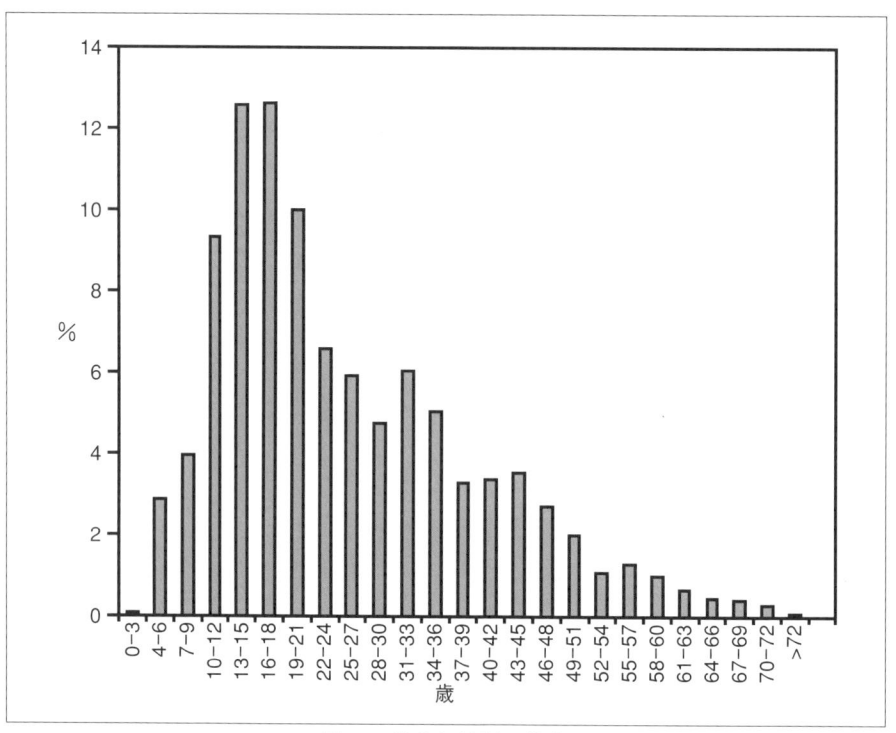

図 1　発症年齢別の比率

Zisook S, Rush AJ, Albala A, et al：Factors that differentiate early vs. later onset of major depression disorder, Psychiatry Research, 129, 127-140, 2004.

　抑うつ症状の表れかたについては，物質使用障害の有無でほとんど違いがなかった。違いとしては，物質使用障害を伴ううつ病において，過眠（p＝0.006），不安な気分（p＝0.047），希死念慮（p＝0.036）が多くみられた。

　次に，身体疾患を合併したうつ病については，年齢が約10歳高く，うつ病の発症も約5年遅かった（Yates WR, 2004）[24]。さらに，うつ病エピソードの回数がより多く，現在のエピソード期間も長かった。また抑うつや機能低下も強かった。

　以上が，STAR＊D研究から得られ始めている結果であり，今後も，続々と論文発表が続く予定である。

　50歳以上のうつ病の予後を地域で検討した定量的メタアナリシスからは，24ヵ月後に，33％は良好，33％はうつ病，21％は死亡していた。死別，睡眠障害，身体障害，うつ病の既往，女性であること，といった因子が50歳以上のうつ病では重要なリスクファクターとしてあげられた（Cole MG, 2003）[1]。

　うつ病の予後に関する要因を調べるためにEzquiaga Eらは（1999）[3]，90人のうつ病患者を12ヵ月後まで観察した結果，60％の患者が無症状（HDRS＜8と定義）であった。

24%は改善したが完全ではなく，17%は重い症状が持続した（HDRS＞18）。完全ではない寛解と関連していたのは，パーソナリティ障害，反復性うつ病，低い自己評価，社会的支援への不満であった。改善なしと関連していたのは，パーソナリティ障害，社会的支援への不満であった。したがって，治療中には，これらの要素を考慮に入れる必要があるとされた。これらの要素に関する次のステップの研究として，同じ著者らが，57人の患者に関する検討を加えた結果，12ヵ月後の完全ではない寛解（HDSが8以上）と関連するとされたパーソナリティ障害は，臨床診断（odds ratio, OR＝5.5）による場合であった（表2）。構造化面接IPDEによるパーソナリティ障害の診断や，年齢，性別，最初の重症度は，寛解とは関連していなかった。その他，関連していたのは，気分変調症の既往（OR＝14.6），アルコール依存症の既往（OR＝4），現在のうつ病エピソードが始まる6ヵ月前のクオリティ オブ ライフであった。また観察期間中の変数としては，3ヵ月後における寛解が12ヵ月後における寛解と関連していた（図2）（Ezquiaga E, 2004）[4]。

治療抵抗性のうつ病患者において，I軸とII軸の精神疾患が治療反応性にどのように影響するかを調べた結果，次のようなことがわかった（Papakostas GI, 2003）[18]。この研究での治療抵抗性とは，現在のうつ病エピソードにおいて，1～5剤の適切な抗うつ薬治療に反応しなかったものである。92人の外来患者で6週間のノルトリプチリン治療をした結果，42.4%が反応した。回避性パーソナリティ障害の有無が，治療反応の悪さを予測できた（16.7% vs 48.6%, $p<0.01$）。他のI軸II軸疾患では有意差はみられなかった（表3，表4）。

パーソナリティ障害が存在する場合に，うつ病の治療反応に影響するかどうかについて，多くの文献をレビューした結果，各研究の結果は研究デザイン次第であるとした報告もある（Mulder, 2002）[15]。

また，コモビデティ頻度のodds ratio比較については，文献を参照して頂きたい（Kessler）[11]。パニック障害などの疾患を併存していないとしても，パニック様の不安焦燥を有する場合，完全寛解までの期間が有意に遅れる（18.1週 vs 10.3週）という（Frank, 2000）[6]。

幼少期の生活史も含めた予測因子について，323人のうつ病患者について，最初の観察から12～25年後に2回目の観察を行い，予後予測が可能かを調べたところ（Riise T, 2001）[21]，最初の観察時にうつ病エピソードが存在していることが，もっとも強力な予測因子であった（RR 2.7, OR 5.9）。また，女性であること（性差）については，RR 1.6, OR 2.2という統計結果が得られている。

165人のうつ病患者の3ヵ月後の治療反応に関する観察からは，次のような結果が得られている（Meyers BS, 2002）[14]。年齢，性別などの社会的特性では差はみられなかった。治療については，薬物療法に関するコンプライアンス（自己申告）が回復と関連していた。症状がより重いと早期回復の可能性が減少し，適切な抗うつ薬を用いることは，

表 2 うつ病の 12 ヵ月後の寛解と関連する因子

		HDS<8	HDS≧8	p	
性別	男性	7	6	0.8	
	女性	32	12		
年齢	平均	46.9	47.4	0.88	
	SD	10.5	10.2		
過去のエピソード数	平均	1.51	0.83	0.13	
	SD	2.4	0.99		
アルコール依存の既往	あり	0	5	0.002	a
	なし	39	13		
不安障害の既往	あり	6	6	0.12	
	なし	33	12		
気分変調症の既往	あり	1	5	0.01	b
	なし	38	13		
HDS スコア	平均	27.3	26.2	0.41	
	SD	4.8	4.1		
CGI スコア	平均	3.13	3.06	0.65	
	SD	0.64	0.42		
GAF スコア	平均	76.7	75.3	0.66	
	SD	13.1	10.2		
メランコリー型	あり	16	6	0.4	
	なし	23	12		
非定型	あり	5	3	0.49	
	なし	34	15		
季節性	あり	8	1	0.15	
	なし	31	17		
ライフイベント	あり	21	9	0.5	
	なし	18	9		
自己評価 NES	あり	12	9	0.15	
	なし	26	9		
自己評価 PES	高	14	6	0.69	
	中	19	8		
	低	5	4		
パーソナリティ障害（臨床診断）	あり	6	9	0.008	c
	なし	33	9		
パーソナリティ障害（IPDE）	あり	11	9	0.15	
	なし	22	8		
治療戦略	精神療法併用	2	4	0.07	
	薬物療法	37	14		

a OR=4, IC95%=(2.5, 6.4)
b OR=14.6, IC95%=(1.4, 363.7)
c OR=5.5, IC95%=(13, 24.1)

Ezquiaga E, Garćia-López A, Dios C, et al：Clinical and psychosocial factors associated with the outcome of unipolar major depression：a one year prospective study, J Affect Disord, 79, 63-70, 2004.

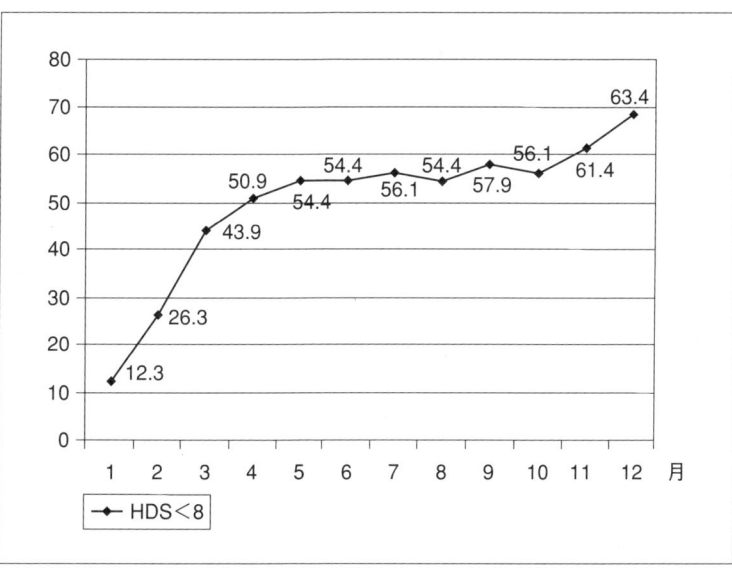

図2 12ヵ月後までの寛解率

Ezquiaga E, Garćia-López A, Dios C, et al：Clinical and psychosocial factors associated with the outcome of unipolar major depression：a one year prospective study, J Affect Disord, 79, 63-70, 2004.

表3 Ⅰ軸障害の有無によるうつ病治療反応率（N＝92，Nortriptyline）

Ⅰ軸診断	Ⅰ軸診断あり N	%	Ⅰ軸診断なし N	%
社会恐怖	5/18	27.8	34/74	45.9
パニック障害	8/17	47.0	31/75	41.3
強迫性障害	0/6	0	39/86	45.3
PTSD	2/6	33.3	37/86	43.0
恐怖症	3/8	37.5	36/84	42.9
広場恐怖	4/8	50.0	35/84	41.7
全般性不安障害	2/4	50.0	37/88	42.0
全ての不安性障害	14/40	35.0	25/52	48.1
身体化障害	1/2	50.0	38/90	42.2
摂食障害	1/3	33.3	38/89	42.7

すべてにおいて，$p>0.05$（chi-square 分析）

Papakostas GI, Petersen TJ, Farabaugh AH, et al：Psychiatric comorbidity as a predictor of clinical response to nortriptyline in treatment-resistant major depressive disorder, J Clin Psychiatry, 64, 1357-1361, 2003.

表 4　II軸障害の有無によるうつ病治療反応率（N＝92，Nortriptyline）

II軸診断	II軸診断あり		II軸診断なし	
	N	%	N	%
統合失調型	0/0	0	39/92	42.4
分裂病質	0/2	0	39/90	43.3
妄想型	4/9	44.4	35/83	42.2
クラスター A 合計	4/11	36.4	31/81	38.3
境界型	5/10	50.0	34/82	41.5
転換型	0/0	0	39/92	42.4
自己愛型	2/3	66.7	37/89	41.6
反社会型	0/4	0	39/88	44.3
クラスター B 合計	5/12	41.7	34/80	42.5
回避型 a	3/18	16.7	36/74	48.6
依存型	1/8	12.5	38/84	45.2
強迫	5/14	35.7	34/78	43.6
受動攻撃型	2/6	33.3	37/86	43.0
クラスター C 合計 b	7/27	25.9	32/65	49.2
II軸合計	11/34	32.4	28/58	48.3

下記以外のすべてにおいて p＞0.05（chi-square 分析）
a 回避型で，p＜0.01（chi-square 分析）
b クラスター C 合計で，p＜0.05（chi-square，しかし Bonferroni 補正では有意差なし）
Papakostas GI, Petersen TJ, Farabaugh AH, et al：Psychiatric comorbidity as a predictor of clinical response to nortriptyline in treatment-resistant major depressive disorder, J Clin Psychiatry, 64, 1357-1361, 2003.

回復の可能性を増加させた。

　次に，うつ病の再発に関連した研究をいくつかあげておく。

　うつ病の患者を，残存症状の有無で 2 群に分け，5 施設で 10 年以上観察した結果，症状の残存は再燃の予測因子として強力であり（OR＝3.65），再発の既往によるリスク（OR＝1.64）よりも強かった。症状残存群で再燃が早期にみられたものにおいて，併存疾患（コモビデティ）あるいは抗うつ薬低用量との関連は認められなかった。症状の残存は，うつ病の活動期と考えられる。なおこの研究（National Institute of Mental Health Collaborative Program）では，抗うつ薬使用はコントロールされていない（Judd LL, 1998）[8]。

　また，残存症状があると，うつ病エピソード間の期間（次のエピソードまで）が短いという結果がある。ファーストエピソード（生涯で最初のうつ病相）のあと，無症状群と基準に達しない症状が残存する群との 2 群に分けて，12 年までの prospective な観察

を行った結果，閾下の症状残存群で，より重症かつ慢性的な経過をたどり，より早く，より多く再発がみられた。このことから，基準に達しない症状が残存する場合も，継続的な治療が勧められている（Judd LL, 2000）[9]。

最後に，予後と関連するテーマでもある自殺について若干のデータを紹介しておく。

308人のうつ病患者を3ヵ月後，1年後，2年後に観察した結果，2年間で4人が自殺し，38人が自殺を企図した（Oquendo, 2004）[17]。自殺の予測因子としては，自殺企図の既往，抑うつ症状の強さ，喫煙があげられた。また，ペシミスム（厭世）と攻撃性・衝動性も予測因子としてあげられており，患者のアセスメントの際には，これらの特徴に注意を払うことが，自殺予防につながると考えられた。

C．再び治療者側の要因

　さて本邦では，第100回日本精神神経学会において「治療抵抗性気分障害の精神病理と治療戦略」と題したシンポジウムが開かれた。その中で小川豊昭（2004）[16]は，パーソナリティ病理を有する抑うつについて，簡単な症例提示をもとに，抑うつの長期化の背景を論じている。今後，自己愛の病理を有する者やスキゾイドのケースはますます増えると思われ，「抑うつ」を見立て，関わっていく治療者として，欠かすことのできない視点であろう。

　Manning（2003）[12]は，プライマリーケア医に対して，治療反応が悪かった場合のコンサルテーションを推奨しており，うつ病の患者情報を整理するためのワークシートを提示している。プライマリーケア医に限らず，診療情報を定性的・定量的に整理しなおすことは，治療戦略を検討する上で有用なステップである。カルテを読み返しながら，そして診察によって，必要な情報をさらに得ながら，省みていなかった事項が改めて浮かび上がってくることがある。ケースの問題点を抽出し，さらに複数の臨床家の目でこれを見直すことは，とくに盲点となりやすい治療者側の要素の克服につながるであろう。それぞれ得意な領域をもつさまざまな精神科医，大学病院・総合病院・クリニック・精神科病院，と多様な背景の中から，患者に相応しいコンサルト先を選ぶ力も，治療成果を左右する重要なファクターである。

文　献

1) Cole MG, Dendukuri N：Risk factors for depression among elderly community subjects：a systematic review and meta-analysis, Am J Psychiatry, 160, 1147-1156, 2003.

2) Davis LL, Rush JA, Wisniewski SR, et al：Substance use disorder comorbidity in major depressive disorder：an exploratory analysis of the Sequenced Treatment Alternatives to Relieve Depression cohort. Compr Psychiatry, 46, 81-89, 2005.

3) Ezquiaga E, Garcia A, Pallares T, et al：Psychosocial predictors of outcome in major depression：a prospective 12-month study, J Affect Disord, 52, 209-216, 1999.

4) Ezquiaga E, García-López A, Dios C, et al：Clinical and psychosocial factors associated with the outcome of unipolar major depression：a one year prospective study, J Affect Disord, 79,

63-70, 2004.

5) Fava M：Diagnosis and definition of treatment-resistant depression, Biol Psychiatry, 53, 649-659, 2003.

6) Frank E, Shear MK, Rucci P, et al：Influence of panic-agoraphobic spectrum symptoms on treatment response in patients with recurrent major depression, Am J Psychiatry, 157, 1101-1107, 2000.

7) 樋口輝彦：難治性うつ病の臨床，診療新社，1997.

8) Judd LL, Akiskal HS, Maser JD, et al：Major depressive disorder：a prospective study of residual subthreshold depressive symptoms as predictor of rapid relapse, J Affect Disord, 50, 97-108, 1998.

9) Judd LL, Paulus MJ, Schettler PJ, et al：Does Incomplete Recovery From First Lifetime Major Depressive Episode Herald a Chronic Course of Illness?, Am J Psychiatry, 157, 1501-1504, 2000.

10) Keller MB：Remission versus response：the new gold standard of antidepressant care, J Clin Psychiatry, 65(suppl 4), 53-59, 2004.

11) Kessler R：Comorbidity of unipolar and bipolar depression with other psychiatric disorders in a general population survey, In：Tohen M, ed：Comorbidity in Affective Disorders, New York：Marcel Dekker, Inc., 1-25, 1999.

12) Manning JS：Difficult-to-treat depressions：a primary care perspective, J Clin Psychiatry, 64 (suppl 1), 24-31, 2003.

13) Marcus SM, Young EA, Kerber KB, et al：Gender differences in depression：Findings from the STAR*D study, J Affect Disord, 87, 141-150, 2005.

14) Meyers BS, Sirey JA, Bruce M, et al：Predictors of early recovery from major depression among persons admitted to community-based clinics, Arch Gen Psychiatry, 59, 729-735, 2002.

15) Mulder RT：Personality pathology and treatment outcome in major depression：a review, Am J Psychiatry, 159, 359-371, 2002.

16) 小川豊昭，伊藤容子：慢性化する抑うつの背後に潜む人格の病理―ナルシスティック・デプレッションとスキゾイド・デプレッション―，精神経誌，106，999-1004, 2004.

17) Oquendo MA, Galfalvy H, Russo S, et al：Prospective study of clinical predictors of suicidal acts after a major depressive episode in patients with major depressive disorder or bipolar disorder, Am J Psychiatry, 161, 1433-1441, 2004.

18) Papakostas GI, Petersen TJ, Farabaugh AH, et al：Psychiatric comorbidity as a predictor of clinical response to nortriptyline in treatment-resistant major depressive disorder, J Clin Psychiatry, 64, 1357-1361, 2003.

19) Parker GB, Malhi GS, Crawford JG, et al：Identifying 'paradigm failures' contributing to treat-

ment-resistant depression, J Affect Disord, 87, 185-191, 2005

20) Petersen T, Papakostas GI, Posternak MA, et al：Empirical testing of two models for staging antidepressant treatment resistance, J Clin Psychopharmacol, 25, 336-341, 2005.

21) Riise T, Lund A：Prognostic factors in major depression：A long-term follow-up study of 323 patients, J Affect Disord, 65, 297-306, 2001.

22) STAR＊D (Sequenced Treatment Alternatives to Relieve Depression, a study funded by the National Institute of Mental Health), http://www.edc.gsph.pitt.edu/stard/public/

23) Thase ME, Rush AJ：When at first you don't succeed：sequential strategies for antidepressant non-responders, J Clin Psychiatry, 58(suppl 13), 23-29, 1997.

24) Yates WR, Mitchell J, Rush AJ, et al：Clinical features of depressed outpatients with and without co-occurring general medical conditions in STAR＊D, Gen Hosp Psychiatry, 26, 421-429, 2004.

25) Zisook S, Rush AJ, Albala A, et al：Factors that differentiate early vs. later onset of major depression disorder, Psychiatry Research, 129, 127-140, 2004.

〔河本　勝〕

II.「難治性」の定義
治療抵抗性とラピッドサイクラー化

　難治性うつ病（refractory depression）という用語は，きわめて多義的である。その要因としては，うつ病の臨床に携わる人々の間で，「難治性」に関わる臨床経験がまちまちであることによると思われる。確かに，うつ病の臨床に携わっていると，「なかなかよくならない」とか「苦労をさせられる」などと感じされられることはまれならずあり，漠然とそのような症例を直感的に「難治性」うつ病と認識しているということが多いように思われる。Kolb[1]らのテキストでは，そのような臨床的局面に遭遇する比率を20％前後であるとみており，本邦における阿部[2]らの調査やFukudaら[3]の調査でも同様の比率を示している。そもそも，「難治性」うつ病という用語自体が，基礎的研究から導き出された厳密な概念ではない。日々の臨床の中で経験するうつ病の症例の中で治療に難渋する症例を，「難治性」であると個別に認識した結果が集積し，その集合体としての「難治性」うつ病というカテゴリーが便宜上想定されたに過ぎない。ことほどさように，「難治性」うつ病とは，よくいえば臨床に即した，悪くいえば行き当たりばったりの起源を持つ用語である。しかし，この用語が現在のようにきわめて一般に知られているのをみると，やはり臨床に携わる人たちにとって個々に思いあたるそれぞれの「難治性」の経験があり，それを指し示すのに「難治性」うつ病という用語は実に有用だったのであろう。そのような臨床的事実は，「難治性」うつ病というカテゴリーが，便宜性ではなく，科学的合理性から存在を認められるかという検討を要請する。ここで初めて，研究を始めることの必要性から，「難治性」うつ病の定義が試みられることになった。

　しかし，改めて難治性うつ病の定義を試みようとすると，ことはそんなに容易ではないことに気づく。その要因の第一は，繰り返しになるが，臨床家のおのおのによって「難治性」に関わる臨床経験に大きな幅があり，その共通点を見い出すのが困難であることによる。第二に，「難治性」というからには，治療と関連付けて定義せざるを得ず，治療の内容によって「難治性」の定義も変わらざるを得ないことである。「難治性」に

ついて突き詰めて考えてゆくと，うつ病の標準的な治療とは何か，という困難な問いに否応なく向き合わなければならなくなる。1999年以降，日本でもSSRIをはじめとする新規の抗うつ薬が市販されるようになり，治療のあり方も大きく変わっている。このような大きな変化があるたびに，「難治性」の定義は再検討を要請されるであろう。第三に，うつ病の回復に関わる因子は，治療だけではない。家族や会社の配慮といった，心理社会的因子をまったく無視してはうつ病の回復はおぼつかない。このような事態を考慮したうえで，難治性うつ病は，定義すること自体が不可能であるとした研究者[4]もいるほどである。

しかし，そんなことをいっていては，いつまでたっても議論は先に進まない。何かの足場に拠って，議論を組み立てなければならない。そこで本稿では，本邦においてよく用いられている難治性うつ病の臨床像の便宜的分類[5,6]を用いる。ひとつは，治療を行っても容易にうつ病相を収束させることのできない治療抵抗性うつ病（treatment-resistant depression）であり，もうひとつは病相の出現頻度が高く，寛解期を維持することが困難で容易に再発してしまううつ病である。前者は，遷延うつ病（prolonged depression）と表現されることがあり，慢性うつ病（chronic depression）の概念とも重なるところがある。後者は，いわゆるラピッドサイクラー（rapid cycler）にほぼ該当すると考えられる。この分類には異論がある。「難治性」とは薬物抵抗性を意味しており，難治性うつ病（refractory depression）は治療抵抗性うつ病（treatment-resistant depression）と同義であるとの主張[7]もあり，この分類は必ずしもコンセンサスを得ているとはいいがたいが，この稿では，便宜上これにしたがって項目を立てる。

A．治療抵抗性うつ病（treatment-resistant depression）

うつ病の治療法としては，精神療法や心理社会的アプローチなどの補助的手段を除けば，長らくの間三環系抗うつ薬（tricyclic antidepressant；TCA）の投与がほぼ唯一の治療手段であった。そのような状況の中で，抗うつ薬の投与を行っても十分な治療効果を得られない患者の一群が共通の臨床経験として存在し，その比率が諸家の調査によって20％前後とされているのは，前述のとおりである。したがって，治療抵抗性うつ病を定義するにあたっても，三環系抗うつ薬投与による治療への反応性とその後の経過によって位置づけられることが大方の情勢であった。Nelsen[8]らがこの当時の諸家の定義を網羅しており，本邦の樋口の優れた著書[9]の中で日本語で紹介しているので，その表を示す（表5）。これをみると，投与された抗うつ薬の数，作用機序，増強療法や電気けいれ

表5 治療抵抗性うつ病の基準に関する報告者間の違い

報告者	基準
McGrath ら	1種類の三環系抗うつ薬（TCA）に反応しないもの
MacEwan & Remick	2種類の抗うつ薬に反応しないか 1種類の抗うつ薬とECTに反応しないもの
Jones & Stanley	TCA，MAO阻害薬，ECTのうち2つに反応しないもの
Montgomery	うつ病相が最低6ヵ月間続く 2種類の抗うつ薬に反応しない
Roose	1種類のTCA，1種類のMAO阻害薬，ECTのいずれにも反応しないもの
Fink	入院して最低8週間のECT治療に反応しない
Cassano ら	最低2年間のうつ病相の継続 多くの薬物治療の組み合わせに反応しない ECTに反応しない
Links & Akiskal	2種類の抗うつ薬に反応しない 1種類のMAO阻害薬に反応しない ECTに反応しない リチウム療法に反応しない 異環系抗うつ薬に反応しない

（Nelsen MR and Dunner DL 1993，樋口[9]により翻訳改変）

ん療法（ECT）への反応，症状の持続期間など，さまざまな雑多な要素を恣意的に取り入れた定義が乱立していたことがよくわかる。このような状況を収拾しようとする動きが出るのは当然であり，1974年にはWPA（World Psychiatric Association）において次のような定義が採択された。これによれば，治療抵抗性うつ病を，絶対的治療抵抗性（Absolute treatment resistance）と相対的治療抵抗性（Relative treatment resistance）の2群に分け，前者をイミプラミン150 mg/日相当を4週間投与しても反応しないもの，後者をそれ以下の投与量と投与期間で反応しないもの，と定義した。この定義は，イミプラミン150 mgが十分な投与量としては少なすぎるのではないかという批判があったものの，イミプラミン換算投与量と投与期間というわかりやすい2つの物差しによって治療抵抗性うつ病を定義したという点で評価しうるものである。これ以降，この2つの物差しの妥当性についての議論が行われていくことになる。すなわち，抗うつ薬の十分な投与量とはいかほどかという問題と，十分な投与期間はどの程度かという問題である。この後，イミプラミン換算投与量と投与期間を明示した臨床報告が順次現れることにな

表6 十分な治療の基準に関する報告者間の違い

報告者	抗うつ薬投与量あるいは血中濃度	効果判定のための治療期間
Zuskyら	IMI：150 mg/日 PHE：30 mg/日	4週間以上
Paykel & VanWoerkom	TCA：150 mg/日	4週間以上
Schatzbergら	IMI：200 mg/日 PHE：30 mg/日	3週間以上
Goetheら	IMI：200 mg/日	4週間以上
Nierenbergら	IMI：250 mg/日 PHE：30 mg/日	6週間以上
Guscott & Grof	IMI：300 mg/日 PHE：90 mg/日	6週間以上
Csernansky & Hollister	IMI：180 mg/ml NTL：50〜150 mg/ml DMI：145 ng/ml AMI：125〜250 ng/ml	4週間以上
Rooseら	IMI：200〜250 ng/ml NTL：50〜150 ng/ml DMI：125 ng/ml AMI：125〜250 ng/ml	

TCA：tricyclic antidepressant　IMI：imipramine　PHE：phenelzine
NTL：nortriptyline　DMI：desipramine　AMI：amitriptyline
（Nelsen MR and Dunner DL 1993，樋口[9]により翻訳改変）

る。これらについては，Nelsenらがまとめたものを樋口が前掲の著書[9]の中で示しており，その表を提示しておく（**表6**）。これを一覧して気づくことは，年々適正とされる抗うつ薬の投与量が増えてゆく傾向にあること，また必要とされる投与期間も次第に長くなっていることである。これらの臨床報告から，治療抵抗性うつ病の定義として妥当な投与量と治療期間のコンセンサスが得られることはついになかったようである。投与量が多いほどうつ病の症状が寛解する症例が多くなり，投与期間を長く取って経過をみることで改善する症例もありうるという，考えてみればあたりまえのことがわかったに過ぎない。言い換えれば，治療抵抗性うつ病とは，個々の治療担当者が行った治療において，投与量と投与期間の如何によって不断に定義しなおされているわけである。

ところが，1990年代に入り，欧米において，従来の三環系・四環系抗うつ薬とは違った作用機序をもつ抗うつ薬である選択的セロトニン再取り込み阻害薬（selective serotonin reuptake inhibitor；SSRI）あるいはセロトニン・ノルアドレナリン再取り込み阻害薬（serotonin noradrenaline reuptake inhibitor；SNRI）が順次発売され，臨床応用が進むにつれて，前述したような治療抵抗性うつ病の定義はまったく意味をなさなくなった。従来のイミプラミン換算投与量という物差しは，作用機序の異なる新規抗うつ薬には適応不能であり，新たな定義づけをせざるを得なくなったのである。樋口[10]によれば，作用機序に関わらず，十分量で十分な期間抗うつ薬による治療を行った場合の反応率は60〜70％である。すなわち，SSRIやSNRIといえども，反応を期待できない症例（non-responder）が必ず生じるということになる。となると，治療抵抗性うつ病を検討する場合には，どの治療薬に対する治療抵抗性であるかを明らかにする必要がある。井上ら[11]は，作用機序の異なる抗うつ薬に対する反応性を元に，**図3**のような概念図を示している。この図におけるDの領域にあたるのが，我々が臨床で遭遇する治療抵抗性うつ病の症例にもっとも適合するのではないかと考えられる。最近では，うつ病の治療の標準化の試みとして，さまざまな薬物療法や電気けいれん療法などを含め，アルゴリズムとして治療技法の優先順位を示そうという研究が行われている[12,13]。

アルゴリズム研究に言及することはこの稿の任ではないが，うつ病治療の標準化が可能だとすれば，確立された標準治療を行っても寛解しないうつ病を治療抵抗性うつ病と定義することでコンセンサスが得られるものと思われる。そのために，現在は定義そのものよりもうつ病治療の標準化研究に諸家の力点が移っており，定義そのものに関する議論が下火になっていることは否めない。

厳密に言えば，治療とは抗うつ薬療法のみを指すのではない。さまざまな薬物を抗うつ薬と併用することで治療効果の増強を期待する増強療法や，身体療法である電気けいれん療法，精神療法のひとつである認知療法など，うつ病に効果を認められている治療法は多数ある。治療抵抗性うつ病をさらに厳密に定義するには，これらすべての治療法に対する抵抗性を証明しなくてはならないが，元々臨床に即した形で発生した概念であ

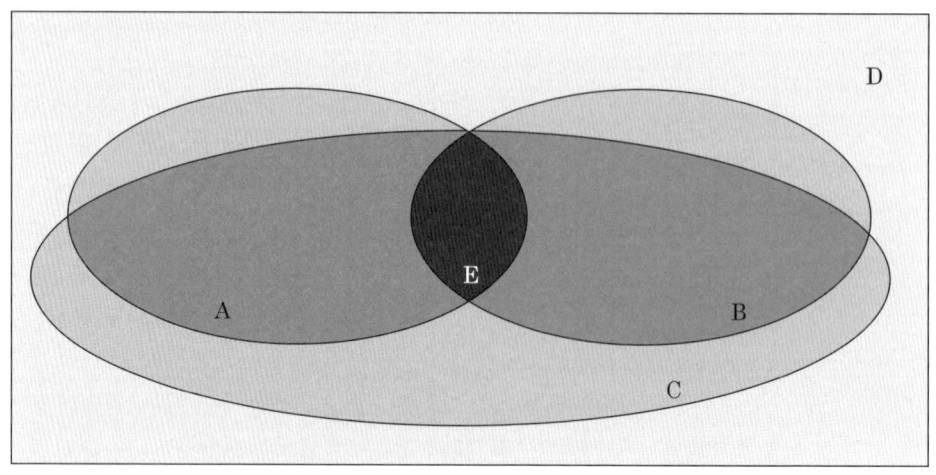

図 3 うつ病患者における抗うつ薬に対する反応者の割合を示す模式図[11]

A の円：ノルアドレナリン再取り込み阻害薬に対する反応者（60〜70％）
B の円：セロトニン再取り込み阻害薬（SSRI を含む）に対する反応者（60〜70％）
C の円：セロトニン・ノルアドレナリン再取り込み阻害薬（SNRI と imipranmine, amitriptiline を含む）に対する反応者（60〜70％）
D の領域は抗うつ薬に反応しないうつ病者であり，全体の約 10〜20％である。
E の領域はセロトニン・ノルアドレナリン再取り込み阻害薬にのみ反応する群（割合は不明）

（井上猛，小山司：難治性うつ病の薬物療法．臨床精神医学 29：1057-1062, 2000.）

る以上，そこまでの厳密性を求めることは実際的でなく，用語の利便性を損なってしまうだけになると考えられる。1995 年に Thase ら[14]は，異なる作用機序を持った抗うつ薬を最低 2 種類用いても反応しないうつ病を治療抵抗性うつ病と定義したが，現在においても，臨床的にはこの定義がある程度の妥当性を獲得しているように思える。臨床上の利便性を重視すれば，このような便宜的な定義であっても十分使用に耐えるのである。

B. ラピッドサイクラー (rapid cycler)

　ラピッドサイクラーとは，双極性障害の下位分類におけるひとつのカテゴリーである。したがって，その概念の起源は，双極性障害の治療研究の歴史と軌を一にする。よく知られているように，1949年オーストリアのCade[15]が躁病の治療にリチウムの投与が有効であることを見い出し，臨床に導入されたことで双極性障害の治療が可能になった。これはとても画期的なことであったが，すべての患者にリチウムが有効なわけではなく，リチウム無反応患者（lithium non-responder）も約30％みられた。その後，このようなnon-responderに対する臨床研究がさかんに行われ，それらを総括するように，1974年Dunnerら[16]は，lithium non-responderの一部に，病相が急速にめまぐるしく交代する経過をとる症例があることに気づき，これをラピッドサイクラー（rapid cycler）と名づけた。Dunnerによるラピッドサイクラーの定義は次のようである。ラピッドサイクラーとは，リチウム治療を施行する前の1年間に，間欠期の有無にかかわらず，4回以上躁病相またはうつ病相を示す患者と定義される。この定義に対しては，とくに年4回という恣意的な区切りをしたことについて議論が集中し，さまざまな検討が行われたが，現在では一応の妥当性が認められている。その証左として，1993年のDSM-IVの公表において，急速交代型（rapid cycling specifier）という経過型が正式に採用され，Dunnerの定義がほぼそのまま踏襲された。

　しかし，このような定義だけでは，ラピッドサイクラーを難治性うつ病と認識する理由とはならない。ラピッドサイクラーを難治性とする所以は，患者がラピッドサイクラー化する成因のひとつに，抗うつ薬の影響があるからに他ならない。Wehr[17]らは，15人の双極性障害の患者に三環系抗うつ薬を用いて維持療法を行ったところ，病相の周期が明らかに短縮したことを二重盲検法を用いて明らかにした。Wehrらの別の研究[18,19]では，51例のラピッドサイクラー患者のうち，ラピッドサイクラー化した時点で抗うつ薬を服用していた患者が73％あり，ラピッドサイクラーの持続と抗うつ薬の投与が関連しているものが51％であったと報告している。さらには，抗うつ薬を中止した後も，ラピッドサイクラーが自動化したとの報告も行っている。ラピッドサイクラーの始まりとその持続との両方に，抗うつ薬の関与が示唆されているわけである。また，ラピッドサイクラー化に関与する抗うつ薬としては圧倒的に三環系抗うつ薬が多く，その他にはモノアミン阻害薬（monoamine inhibitor；MAOI）などがわずかに指摘されているに過ぎない[20]。

SSRIおよびSNRIについては，ラピッドサイクラー化については明確なエビデンスは明らかにされていないが，作用機序からみてリスクがあると考えておいたほうがよいだろう。

臨床の現場でうつ病の患者に相対するとき，その患者が双極性障害であるか，あるいはラピッドサイクラー化のリスクがあるかは，治療しながら経過をみていかないと明らかにはされない。その結果，ラピッドサイクラー化した患者を抱えると，臨床家はかなりの苦労を強いられることになる。今のところ，あらかじめそれを予見する明確な手段はない。そのような臨床家の多大な苦労が要求される点で，ラピッドサイクラーは難治といってよいのであろう。しかし，ラピッドサイクラーの治療としては，バルプロ酸などの気分安定薬を用いた増強療法が確立しつつあり[21]，治療面で戦略が行き詰ることは今後あまりないだろう。この点は，前項の治療抵抗性うつ病と大きく異なる点である。ラピッドサイクラーは，治療そのものよりも治療経過における処遇と管理が困難であり，それが臨床家に難治性との印象を残すのである。

文　献

1) Kolb LC, Brodie HKH：Modern clinical psychiatry. 10th ed, Saunders, Philadelphia, 1982.
2) 阿部輝夫，石川一郎，飯田真：躁うつ病の慢性化―その要因と多元的研究，宮本忠雄編；躁うつ病の精神病理2，東京，弘文堂，1977.
3) Fukuda K, Etoh T, Iwadate T, et al：The course and prognosis of manic-depressive psychosis：quantitive analysis of episodes and intervals. Tohoku J exp Med 139：299-307, 1983.
4) Freyhan FA：Contribution to the definition of therapy-resistant depression Pharmacopsychiat 7：70, 1974.
5) 飯田真：うつ病の精神療法．季刊精神療法 4：114，1978．
6) 森温理，笠原洋勇，鈴木守他：感情障害の治療と経過．精神経誌 85：631，1983．
7) 本橋伸高：難治性うつ病・慢性うつ病．臨床精神医学講座　第4巻　気分障害　広瀬徹也，樋口輝彦編．中山書店，東京，387-398, 1998.
8) Nelsen MR, Dunner DL：Treatment resistance in unipolar depression and other disorders. Diagnostic concerns and treatment possibilities Psychiatr Clin North Am. 16：541-66, 1993.
9) 樋口輝彦：難治性うつ病の臨床　感情障害全般の治療から難治性への対処まで．診療新社，大阪，1997．
10) 樋口輝彦：抗うつ薬の適応と用法，用量．村崎光邦，青葉安里編：臨床精神医学講座 14，精神科薬物療法．中山書店，東京，139-150, 1999.
11) 井上猛，小山司：難治性うつ病の薬物療法．臨床精神医学 29：1057-1062, 2000.

12) 井上猛, 小山司：難治性うつ病の治療．わが国における現状とアルゴリズム．精神医学 39：6-14, 1997.
13) Crismon ML, Trivedi M, et al：The Texas Medication Algorithm project：report of the Texas Consensus Conference Panel on Medication Treatment of Major Depressive Disorder：J Clin Psychiatry 60：142-56, 1999.
14) Thase ME, Rush AJ：Treatment-resistant depression. In Bloom FE, Kupfer DJ (Eds)：Psychopharmacology：The Fourth Generation of Progress. Raven Press, New York, 1081-1097, 1995.
15) Cade JF：Lithium salts in the treatment of psychotic excitement. 1949. Bull World Health Organ. 78：518-20, 2000.
16) Dunner DL, Fieve RR：Clinical factors in lithium carbonate prophylaxis failure. Arch Gen Psychiatry 30：229-233, 1974.
17) Wehr TA, Goodwin FK：Rapid cycling in manic-depressive induced by tricyclic antidepressants. Arch Gen Psychiatry 36：555-559, 1979.
18) Wehr TA, Goodwin FK：Can antidepressants cause mania and worsen the course of affective illness? Am J Psychiatry 144：1403-1411, 1987.
19) Wehr TA, Sack DA, Rosenthal NE, et al：Rapid cycling affective disorders；contributing factors and treatment responces in 51 patients. Am J Psychiatry 145：179-184, 1988.
20) 山田和夫：ラピッド・サイクラー．臨床精神医学講座　第4巻　広瀬哲也, 樋口輝彦編．中山書店　東京, 325-348, 1999.
21) 寺尾岳：ラピッドサイクラー．精神科治療学 17（増）；146-150, 2002.

（桑原達郎）

III. 治療抵抗性うつ病への対応

A. 治療ガイドラインにおける治療抵抗性うつ病への対応

　本稿では難治性うつ病の治療法として従来提唱されている方法の概略を，主要な治療ガイドライン（治療アルゴリズムを含む）の比較検討に基づいて示す。具体的には，現在公表されている単極性うつ病に対する治療ガイドラインのうち，生物学的精神医学会世界連合版（World Federation of Societies of Biological Psychiatry（WFSBP）版）[1]，米国精神医学会版（American Psychiatric Association（APA）版）[2]，テキサス薬物療法アルゴリズム計画版（Texas Implementation of Medication Algorithm（TIMA）版）[3]，精神科薬物療法研究会版（Japan Psychopharmacology Algorithm Project（JPAP）版）[4]，精神医学講座担当者会議版（担当者会議版）[5]を参照する。

1．各治療ガイドラインにおける難治性うつ病の治療手順

　WFSBP版，APA版，担当者会議版では，難治性うつ病もしくは治療抵抗性うつ病に関する独立した項が設けられている。TIMA版およびJPAP版に関しては，前3者のガイドラインにならい，便宜上第2選択以下に位置づけられている治療法を，難治性うつ病に対するものとして取りあげる。各ガイドラインで示されている治療手順は以下の通りである。なお，大半のガイドラインでは，難治性の診断を下す前に，不十分・不適切な診断・治療による「見かけの難治」ではないかを再確認するよう勧められている。

(1) WFSBP 版

以下の項目が並記されている。
① 異なるクラスの新しい抗うつ薬への切り替え
② 同じクラスの新しい抗うつ薬への切り替え
③ 2種類の異なるクラスの抗うつ薬の併用
④ 抗うつ薬の効果増強療法（augmentation therapy）
⑤ 電気けいれん療法（electroconvulsive therapy；ECT）

(2) APA 版

以下の項目が並記されている。
① 初期治療（投与量・投与期間）の最大化
② モノアミン酸化酵素阻害薬（monoamine oxidase inhibitor；MAOI）以外の抗うつ薬への変更
③ 抗うつ薬の効果増強療法
④ MAOI の投与
⑤ ECT の実施

(3) TIMA 版

以下の順序で示されている。
① 他の抗うつ薬への変更（MAOI 含む），部分的反応があれば効果増強療法（リチウム，甲状腺ホルモン，ブスピロン）
② リチウムによる効果増強療法
③ 2種類の抗うつ薬の併用
④ ECT
⑤ 他の治療法

(4) JPAP 版

治療反応性や重症度により異なるが，おおむね以下の順序で示されている。
① 他の抗うつ薬への変更
② 抗うつ薬の効果増強療法
③ ECT

(5) 担当者会議版

以下の順序で示されている。
① これまで用いた抗うつ薬の増量

②抗うつ薬の変更
　③リチウムの追加投与
　④甲状腺ホルモンの追加投与
　⑤その他の薬物の追加投与
　⑥ECT

2．各治療ガイドラインにおける個別の治療法

　個別の治療法に関しては次項で詳述されているが，ここでは各治療ガイドラインにおける位置づけや特徴的な留意点について概説する。

(1) 抗うつ薬同士の併用

　複数の抗うつ薬の併用はしばしば臨床現場で適用されている。その理論的根拠は，セロトニンとノルアドレナリンの両方の再取り込み阻害作用があるほうが，片方だけのものよりも効果に優っているという治療仮説であるが（JPAP版），その有用性と有効性を支持する比較対照試験によるデータは乏しい（WFSBP版）。選択的セロトニン再取り込み阻害薬（selective serotonin reuptake inhibitor；SSRI）と三環系抗うつ薬（tricyclic antidepressant；TCA）の併用の際には，三環系抗うつ薬の血中濃度上昇による毒性に注意すべきであることが，どのガイドラインでも指摘されており，TIMA版ではその際に三環系抗うつ薬の血中濃度モニタリングが推奨されている。またJPAP版はその相互作用を根拠に，セロトニンとノルアドレナリン再取り込み作用が両方あることを重視するのであれば，SNRIや三環系抗うつ薬を単剤で使用するのが合理的でより安全であると述べている。一方で，ノルアドレナリン系を優位に賦活する三環系抗うつ薬（ノルトリプチリン，デシプラミン）とSSRIの併用の有効性を示したオープン試験（JPAP版，担当者会議版）や，ミアンセリンとSSRI（フルオキセチン）の併用の有効性を示した比較対照試験（JPAP版，WFSBP版）は複数のガイドラインで言及されており，とくに後者の併用法は安全性も示されており今後の展開が期待される。

(2) リチウム

　抗うつ薬以外の薬物による効果増強療法の中で，もっとも多くの研究が行われており，臨床現場でもっとも頻用されている。リチウムの効果増強作用は，27以上のオープン試験と10の比較対照試験により証明されている（WFSBP版）。複数の適正な規模の無作為割付試験（randomized controlled trial；RCT）とメタアナリシスにより，三環系抗うつ薬とSSRIに共通して有効性が確認されている薬物はリチウムのみであり（JPAP版），その有効率は44～83％という（担当者会議版）。効果発現までには最低1週間（担当者会

議版)または数日〜3週間(APA版),効果判定の時期は投与開始後2〜4週間(WFSBP版),3〜4週間(JPAP版)と記載されている。また,推奨投与量と至適血中濃度は気分安定薬として用いられる場合と同様に,400〜1200 mg/日,0.4〜1.2 mEq/l(JPAP版),600〜1200 mg/日,0.6〜0.8 mmol/l(WFSBP版)とされている。なお,担当者会議版はSSRIとリチウムの併用の有効性については確実性が劣り,SSRIの毒性を高める危険性があることを指摘している。

(3) 甲状腺ホルモン

リチウムに次いで研究および日常臨床での使用が多い。報告の大半はT_3(トリヨードサイロニン)に関するもので,少なくとも13の前向き試験(9つのオープン試験と4つの二重盲検比較対照試験)の大部分で,25〜37.5 μg/日のT_3の,三環系抗うつ薬無反応者への効果が評価されており(WFSBP版),メタアナリシスでも有効性が確認されている(JPAP版,担当者会議版)。一方で,T_4(レボチロキシン)に関する報告は少ないが,平均480 μg/日の大量を8〜12週間投与した場合,重度の難治性うつ病の半数が改善したとのオープン試験がある(WFSBP版,JPAP版,担当者会議版)。担当者会議版によれば,欧米では直接的に効果を現すT_3の使用が一般的であるが,T_3は吸収・代謝が速い分だけ血中濃度が変動しやすく,毒性のリスクもやや大きい。我が国ではむしろ代謝が緩徐で末梢組織でT_3に脱ヨード化され,生理的なT_4/T_3に近い安定した比率の血中濃度の得られるT_4の使用が優っているが,T_3と比較した際の治療効果については意見が分かれる。甲状腺ホルモンの使用は,とくに無症候性甲状腺機能低下症(末梢の甲状腺ホルモン濃度は正常だが,TSHは異常高値)患者に対しては推奨され(WFSBP版),TRH刺激試験における低反応者にはT_4が有効との報告もある(担当者会議版)。なお,SSRIとの併用はデータも少なく,焦燥や不眠が誘発される可能性があり推奨できないとの意見もある(担当者会議版)。

(4) その他の効果増強療法

気分安定薬のバルプロ酸,カルバマゼピン,クロナゼパムの有効性については若干のオープン試験や症例報告がある(WFSBP版,JPAP版,担当者会議版)。

ドパミン作動薬のブロモクリプチンとペルゴリドについても,いくつかのオープン試験で効果が示されており(WFSBP版,JPAP版,担当者会議版),ブロモクリプチンが難治性うつ病に対して数十パーセントの有効率が望めるとの意見もある(担当者会議版)。

精神刺激薬のメチルフェニデートに関しても,オープン試験や臨床報告で有効性が示されているが(WFSBP版,JPAP版,担当者会議版),高齢者や身体疾患に伴う大うつ病,通常の抗うつ療法を行うのが困難である症例を除けば,早い段階で選択すべきでは

ない（JPAP版）。一方で，短期間の使用にとどめるのが無難であるものの，数ヵ月にわたり耐性を生じることなく，良好な状態が維持できているとの指摘もある（担当者会議版）。

　β, 5-HT遮断作用を有するピンドロールとSSRIを併用すると未治療の大うつ病患者で効果発現が早まる。しかし，難治性うつ病に対しては初期のオープン試験では良好な結果が得られたものの，最近の二重盲検比較試験では効果が否定されている（WFSBP版，JPAP版，担当者会議版）。

　非定型抗精神病薬のリスペリドンやオランザピンとSSRIの併用が，精神病像を伴わない単極性大うつ病にも有効との報告もあり，オランザピンに関しては治療抵抗性うつ病患者に対する比較対照試験も存在するが，抗精神病薬を非精神病性の大うつ病患者に使用するかどうかは，慎重に判断されるべきである（JPAP版）。

(5) ECT

　ECTはあらゆる抗うつ療法の中で最高の反応率を有しており，薬物に反応しない中等症または重症の大うつ病患者の基本的に全例において考慮すべきである。薬物抵抗性の症例の少なくとも50％に十分な効果が期待できる（APA版）。一般的にECTは「最後の手段」と受け止められているが，より早期の段階でECTを導入することにより，慢性化や難治化が防げるとの見解もある（担当者会議版）。可能な限り無けいれん性の修正型ECT（modified ECT）の施行が望ましい（JPAP版）。片側ECTは両側ECTよりも記憶障害が少ないが，治療効果は一部の患者においては少ない可能性がある（WFSBP版）。リチウムとの併用の安全性については議論があり（APA版），TIMA版では併用は避けるとされている。たとえ抗うつ薬への反応が悪い場合でも，十分な抗うつ薬を継続することがECT後の寛解維持に有用であることは実証されているが，効果不十分なことも多く，最近では継続・維持ECTを推奨する意見もあり（担当者会議版），実際にその使用頻度も増加している（WFSBP版）。

(6) その他の身体療法

　未投薬の治療抵抗性うつ病患者に対する経頭蓋的磁気刺激（transcranial magnetic stimulation；TMS）の有効性を示す比較対照試験が1件あり，治療抵抗性うつ病患者に対する迷走神経刺激（vagal nerve stimulation；VNS）の有効性を示す臨床試験が1件ある（WFSBP版）。断眠療法や光療法については一般的な記載はあるが（WFSBP版，APA版，担当者会議版），難治性うつ病に限定したものは見当たらない。

(7) 精神療法

　薬物療法と精神療法の併用における潜在的な利点は，治療反応の改善，再発率の減少，

生活の質（QOL）の強化，薬物療法へのアドヒアランスの向上などであり，臨床現場において広く行われているが，この併用治療を支持するRCTによるエビデンスはほとんどない（WFSBP版）。それでも，対人関係療法，認知療法のうつ病全般への有効性はいくつかのRCTにより証明されているが，難治性うつ病に対象を絞ったものはみられていない（担当者会議版）。しかし対照群を設定した難治性うつ病へのオープン試験はいくつかあり，たとえば抗うつ薬無効例で薬物を中止して認知療法を行い，6週間後に60％の改善率を示したとの報告があるし，抗うつ薬を併用した場合の認知療法では，認知療法を行わなかった場合に比べて有意に高い改善率が示されている（担当者会議版）。精神療法はどの段階でも併用すべきである（担当者会議版）。

文　献

1) Bauer M, Whybrow PC, Angst J, et al：World Federation of Societies of Biological Psychiatry（WFSBP）guidelines for biological treatment of unipolar depressive disorders, Part 1：Acute and continuation treatment of major depressive disorder. World J Biol Psychiatry 3：5-43, 2002. 山田和男（訳）：WFSBP（生物学的精神医学会世界連合）版　単極性うつ病性障害の生物学的治療ガイドライン．p1-81，星和書店，東京，2003．

2) Work Group on Major Depressive Disorder：Practice Guideline for the Treatment of Patients with Major Depressive Disorder, 2nd ed. In：American Psychiatric Association：Practice Guidelines for the Treatment of Psychiatric Disorders Compendium 2002. p463-545, American Psychiatric Association, Washington DC, 2002.

3) Trivedi MH, Shon S, Crismon ML, et al：Texas Implementation of Medication Algorithms（TIMA）Guidelines for Treating Major Depressive Disorder, Revised 9/2000. http://www.dshs.state.tx.us/mhprograms/timaMDDman.pdf

4) 塩江邦彦，平野雅己，神庭重信：1. 大うつ病性障害の治療アルゴリズム．In：精神科薬物病法研究会（編），本橋伸高（責任編集）：気分障害の薬物治療アルゴリズム．p19-46，じほう，東京，2003．

5) 野村総一郎：第4章　特殊なうつ病の治療　I．難治性うつ病．In：精神医学講座担当者会議（監修），上島国利（編）：気分障害治療ガイドライン．p139-149，医学書院，東京，2004．

〈大嶋明彦〉

B. 治療抵抗性うつ病への治療各論

1. 抗うつ薬同士の併用

　抗うつ薬同士の併用は，三環系抗うつ薬がうつ病治療の中心であった頃は副作用を増強させる可能性があることから，積極的には用いられていなかった。SSRI（serotonin selective reuptake inhibitor；選択的セロトニン再取り込み阻害薬）など特定の神経伝達物質への作用が明確な抗うつ薬が出現してからは，セロトニンとノルアドレナリンなど複数の神経伝達物質へ働きかけることを期待してこれらを組み合わせる治療が試みられている。

　これまでの報告をみると，抗うつ薬の併用については大規模な比較対照試験は乏しく，小規模なオープン試験がおもである。抗うつ薬の併用は組み合わせが多様である上に，それぞれの臨床試験により投与量や投与期間，有効性の評価の仕方にばらつきがある。したがって，今の段階で併用療法の有効性を系統的に論じることは難しい。しかしながら Lam らが 2002 年までの 15 年間に報告された臨床試験を調べたところ，各種抗うつ薬のさまざまな組み合わせは，概して難治性うつ病患者の 6 割に有効であった[1]。

　以下，これまでに報告された臨床試験を組み合わせごとに論じていく。

(1) SSRI＋複素環系抗うつ薬

　Fava らは 41 人の難治性うつ病患者を対象に無作為割付比較対照試験を行った。被験者は，フルオキセチン単剤を 40〜60 mg/日まで増量していく群と，フルオキセチン 20 mg/日にデシプラミン 25〜50 mg/日を併用する群，フルオキセチン 20 mg/日にリチウム 300〜600 mg/日を併用する群の 3 つに分けられた。フルオキセチン単剤投与群では半数が改善を示したのに対し，他の 2 群では効果があったのは 4 分の 1 であった[2]。Lewitt らは 13 人の難治性うつ病患者にオープン試験を行った。フルオキセチン平均 44 mg/日と，デシプラミンまたはイミプラミン平均 70 mg/日を併用したところ 7 人に効果が得られた[3]。一方 Nelson らはノルアドレナリンとセロトニンの両方の再取り込み阻害薬を用いることで，治療効果を高めるだけでなく効果出現を早めることができるのではないかと仮説を立て，39 人の難治性うつ病患者を対象に無作為割付二重盲検比較対照試験を行った。患者はフルオキセチン 20 mg/日投与群と，デシプラミンを血中濃度が治療

域に達するよう投与された群，その両方を投与された群の3つに分けられた。デシプラミンの血中濃度は従って，2つの群で違いはなかった。結果は，治療効果の出現時期の早さは示せなかったものの，併用療法を行った群において改善度が有意に高かった[4]。

　三環系抗うつ薬の中でも2級アミンのデシプラミン，ノルトリプチリンは，その代謝をP450（CYP）の中でもCYP2D6に大きく依存している。SSRIの中ではパロキセチン，フルオキセチン，サートラリンはCYP2D6の活性を低下させるため，2級アミンTCAはこれらのSSRIとの併用で血中濃度が上昇しやすい。また，3級アミンのイミプラミン，クロミプラミン，アミトリプチリンはCYP1A2によりおもに代謝される。フルボキサミンはCYP1A2の阻害作用が報告されているため，これらとの併用で3級アミン三環系抗うつ薬の血中濃度を上昇させやすい[5]。

　こうしてSSRIと三環系抗うつ薬の併用療法により三環系抗うつ薬の血中濃度が上昇すると，抗うつ効果を高める可能性がある一方で，心毒性や抗コリン作用による副作用が出現しやすくなる。この併用療法を行う場合は，血中濃度の上昇を予測し少量の投与から開始することと，副作用の出現に注意を払う必要がある。

(2) SSRI＋SSRI

　SSRIの中でも，パロキセチンとフルオキセチンは，ノルアドレナリンへの作用を兼ね備え，サートラリンは比較的ドパミン作用を兼ね備えると言われ，理論的にはSSRIの組み合わせは相補的な作用をもたらす可能性がある[6]。SSRIの単剤投与で十分な効果が得られないか，高用量の投与では副作用が懸念される場合，他のSSRIを追加することで効果の増強と副作用の軽減が期待できる。しかし臨床試験としては小規模のオープン試験や症例報告にとどまっている。Bondolfiらは7人の難治性うつ病患者を対象にシタロプラム40 mg/日とフルボキサミン50〜100 mg/日を併用したところ，7人中6人に良好な結果が得られた。この2剤の併用による副作用として嘔気と振戦がみられたが，服用を中断するほど深刻なものはなかった[7]。それでもSSRIの併用においてはセロトニン症候群を生じる恐れがあることを念頭におくべきであろう。

(3) NaSSA＋三環系抗うつ薬

　ミアンセリンとミルタザピンはNaSSA（noradrenagic and specific serotonergic antidepressant）と呼ばれる。これらはシナプス前のα_2受容体を遮断することによりノルアドレナリンとセロトニンの神経伝達を促進する。ミルタザピンはさらに抗$5\text{-}HT_2$受容体作用，抗$5\text{-}HT_3$受容体作用も有している。これらとSSRIまたは三環系抗うつ薬の併用が試みられている。

　Medhusらは37人の難治性うつ病患者を対象に無作為化比較対照試験を行った。少なくとも150 mg/日の三環系抗うつ薬にて反応が得られなかった患者にミアンセリン

30～60 mg/日またはプラセボを併用したところ，ミアンセリン併用群で有意に効果が高かった．副作用の出現は両群で違いはなかった[8]．

(4) NaSSA＋SSRI

Maes らは 31 人の難治性うつ病患者をフルオキセチン 20 mg/日単剤投与群とフルオキセチン 20 mg/日にミアンセリン 30 mg/日併用群，さらにフルオキセチン 20 mg/日とピンドロール 7.5 mg/日併用群に分けて無作為化割付二重盲検比較対照試験を行ったところ，改善が得られたのはフルオキセチン単剤投与群では 9% のみであったのに対し，ミアンセリン併用群では 60% であった[9]．

Ferreri らが行った無作為化割付二重盲検比較対照試験では，フルオキセチン 20 mg/日の 6 週間の投与で効果が得られなかった 104 人を，フルオキセチン 20 mg/日＋ミアンセリン 60 mg/日併用群，フルオキセチン 20 mg/日＋プラセボ群，ミアンセリン 60 mg/日＋プラセボ群の 3 つに分け，6 週間の投与を行った．治療に反応した率は，併用群で 63%，フルオキセチン単独群で 37%，ミアンセリン単独群で 49% であった．併用療法と単剤投与で副作用の出現に差はなかった．また，併用による血中濃度の変化は認められなかった[10]．

Carpenter らは SSRI やヴェンラファキシンの治療用量の投与に反応しなかった患者 20 人にミルタザピン 15～30 mg/日の追加投与を行った．これにより 11 人に良好な反応が得られた．おもな副作用は体重増加と過鎮静であった[11]．

(5) SNRI＋三環系抗うつ薬

現在，日本で使用できる SNRI (serotonin-norepinephrine reuptake inhibitor；セロトニン・ノルアドレナリン再取り込み阻害薬) はミルナシプランのみであるが，同じ SNRI のヴェンラファキシンと三環系抗うつ薬の併用について，オープン試験が行われている．

Gomez らは三環系抗うつ薬にて部分寛解にとどまった患者 11 人に 75～300 mg/日のヴェンラファキシンを追加投与したところ，9 人に良好な反応が得られた[12]．ヴェンラファキシンは，CYP2D6 で代謝されるため，SSRI による CYP2D6 の阻害が起きると，ヴェンラファキシンの血中濃度が上昇し，セロトニン症候群や血圧の上昇が生じうる．

(6) MAOI＋三環系抗うつ薬

Amsterdam らはオープン試験を行い，MAOI (monoamine oxydase inhibitor；MAO 阻害薬) の投与に反応しなかった患者 16 人に対し，クロミプラミン 25～300 mg/日，他の三環系抗うつ薬 100～300 mg/日を追加投与した．良好な反応が得られたのは 16 人中 5 人にすぎず，とくにクロミプラミン投与群では 9 人中 6 人にセロトニン作動性の副作用が出現したため中止している[13]．

Berlanga らのオープン試験では，難治性うつ病患者 25 人に，イソカーボキサジド平均 28 mg/日とアミトリプチリン平均 132 mg/日の併用を行った。12 人に良好な反応が得られたが，維持療法を 3 年間行った後では 6 人のみが併用療法に反応を示したという[14]。

(7) RIMA＋SSRI

不可逆的 MAOI は，SSRI などのセロトニン作動性の薬との併用において，致死的なセロトニン症候群を起こす可能性がある。RIMA (reversible inhibitor of monoamine oxidase A；可逆的モノアミンオキシダーゼ A 阻害薬) であるモクロベミドは不可逆的 MAOI ほど厳密な食事制限 (チラミンの摂取を禁じる) が必要ないことが特徴であるが，セロトニン作動性の薬との併用においてセロトニン症候群を生じる可能性は否定できない。

Joffe らが SSRI (サートラリン平均 125 mg/日，フルボキサミン平均 130 mg/日) に反応しなかった患者 11 人を対象にモクロベミドを 150〜800 mg/日追加投与したところ，8 人に効果が得られた。深刻な副作用は生じなかった[15]。

一方，Hawley らが同様に 19 人を対象に SSRI (フルオキセチン 20 mg/日，パロキセチン 20 mg/日) にモクロベミド 150〜600 mg/日を併用したところ，6 人に反応があったものの 4 人は副作用のため投与を中断し，そのうち 1 人にはセロトニン症候群を示唆する徴候がみられたという[16]。

(8) RIMA＋複素環系抗うつ薬

Konig らはトリミプラミン，アミトリプチリン，マプロチリン，ミアンセリンに治療抵抗性の患者 23 人にモクロベミド 30 mg/日を追加投与した。13 人に良好な反応が得られたというが，被験者らの半数以上は同時に抗精神病薬などを使用していたため，エビデンスとしては不十分である[17]。

(9) ブプロピオン＋SSRI，SNRI

ブプロピオンの薬理作用はまだ解明されていないが，ノルアドレナリン系への作用と，弱いドパミン再取り込み阻害作用が推定されている。したがって，ブプロピオンとセロトニン作動性の薬の併用は理論上は優れた治療効果が期待できる。

Kennedy らが SSRI (フルオキセチン，パロキセチン，サートラリン) と SNRI (ヴェンラファキシン) にて効果が得られなかった患者 18 人を対象にブプロピオン徐放剤 150 mg/日を併用したオープン試験では，15 人に良好な結果が得られた。ヴェンラファキシンの血中濃度に上昇が認められたのに対し，SSRI では血中濃度に変化はなかった[18]。

Spier も同様に SSRI と SNRI の投与に十分な反応が得られなかった患者 15 人を対象

にブプロピオンを平均 230 mg/日を加えた。12 人が改善を示している[19]。

27 人の併用例を報告した Bodkin らによると，単剤投与でも併用においても，ブプロピオンは意欲や認知を，SSRI は不安感や強迫症状をそれぞれ改善させたという[20]。

(10) NRI（reboxetine）＋SSRI

ノルアドレナリン再取り込み阻害薬（NRI；norepinephrine reuptake inhibitor）のルボキセチン 4〜6 mg/日と，SSRI のシタロプラム 20〜60 mg/日を 4 例の難治性うつ病患者に併用した小規模な症例報告[21]がある。この組み合わせは SNRI と同様の作用機序をもたらすと考えられる。

(11) まとめ

以上の臨床試験に用いられた抗うつ薬のうち，MAOI，RIMA，NRI，SSRI のフルオキセチン，サートラリン，シタロプラム，SNRI のヴェンラファキシン，さらにブプロピオンなどは現在日本で使用されていない。これらが導入され，有効性，安全性が確認された後に日本でも同様の併用療法が試みられるだろう。

抗うつ薬同士の併用について，今後明らかにしていく必要があるのは以下の事柄である。

① 抗うつ薬同士の併用は，他の抗うつ薬への切り替えに比べて有用か？
② 併用する抗うつ薬は，どの組み合わせがもっとも優れるか？
③ 患者のプロフィールにより，適する併用療法が異なるか？
④ 炭酸リチウムや甲状腺ホルモンなどのオーギュメンテーションとの効果の比較？
⑤ 抗うつ薬の併用を続ける期間は単剤による治療期間と同様に考えてよいか？

これらの解明のため，さらなる臨床試験の積み重ねが望まれる。

文　献

1) Lam RW, Dante Wan DC, Cohen NL, et al：Combining antidepressants for treatment-resistant depression：a Review. J Clin Psychiatry, 63, 685-693, 2002.

2) Fava M, Rosembaum JF, McGrath PJ, et al：Lithium and tricyclic augmentation of fluoxetine treatment for resistant major depression：a double-blind, controlled study. Am J Psychiatry, 151, 1372-1374, 1994.

3) Lewitt AJ, Joffe RT, Kamil R, et al：Do depressed subjects who have failed both fluoxetine and a tricyclic antidepressant respond to the combination？：J Clin Psychiatry, 60, 613-616, 1999.

4) Nelson JC, Mazure CM, Jatlow PI, et al：Combining norepinephrine and serotonin reuptake inhibition mechanisms；for treatment of depression：a double-blind, randomized study. Biological Psychiatry, 55, 296-300, 2004.

5) 下田和孝：症例からみた薬物相互作用，精神科治療学，14（10），1059-1062, 1999.

6) Fava M：Augmentation and Combination Strategies in Treatment-Resistant Depression, J Clin Psychiatry, 62（suppl18），4-11, 2001.

7) Bondolfi G, Chautems C, Rochat B, et al：Non-response to citalopram in depressive patients：pharamacokinetic and clinical consequences of a fluvoxamine augmentation. Psychopharmacology, 128, 421-425, 1996.

8) Medhus A, Heskestad S, Tjemsland L：Mianserin added to tricyclic antidepressants in depressed patients not responding to a tricyclic antidepressant alone：a randomized, placebo-controlled, double-blind study, Nord J Psychiatry, 48, 355-358, 1994.

9) Maes M, Libbrecht I, van Hunsel F, et al：Pindrol and mianserin augment the antidepressant activity of fluoxetine in hospitalized major depressed patients, including those with treatment resistance, J Clin Psychopharmacol, 19, 177-182, 1999.

10) Ferreri M, Lavergne F, Berlin I, et al：Benefits from mianserin augmentation of fluoxetine in patients with major depression non-responders to fluoxetine alone. Acta Psychiatr Scand, 103, 66-72, 2001.

11) Carpenter LL, Jocic Z, Hall JM, et al.：Mirtazapine augmentation in the treatment of refractory depression. J Clin Psychiatry 60, 45-49, 1999.

12) Gomez Gomez JM, Perramon CT：Combined treatment with venlafaxine and tricyclic antidepressants in depressed patients who had partial response to clomipramine or imipramine：initial findings. J Clin Psychiatry, 61, 285-289, 2000.

13) Amsterdam JD, Garcia-Espana F, Rosenzweig M：Clomipramine augmentation in treatment-resistant depression. Depress Anxiety, 5, 84-90, 1997.

14) Berlanga C, Ortega-Soto HA：A 3-year follw-up of a group of treatment-resistent depressed patients patients with a MAOI/tricyclic combination. J Affect Disord 34, 187-192, 1995.

15) Joffe RT, Bakish D：Combined SSRI-moclobemide treatment of psychiatric illness. J Clin Psychiatry 55, 24-25 1994.

16) Hawley CJ, Quick SJ, Ratnam S, et al：Safety and tolerability of combined treatment with moclobemide and SSRIs：a systematic study of 50 patients. Int Clin Psychopharmacol, 11, 187-191, 1996.

17) Konig F, Wolfersdorf M：Combination therapy using moclobemide with trycyclic and tetracyclic antidepressants to treat therapy-resistant depression. Pharmacopsychiatry, 30, 93-96,

18) Kennedy SH, McCann SM, Masellis M, et al：Combining bupropion SR with venlafaxine, paroxetine, or fluoxetine：a preliminary report on pharmacokinetic, therapeutic, and sexual dysfunction effects. J Clin Psychiatry, 63, 181-186, 2002.
19) Spier SA：Use of bupropion with SRIs and venlafaxine. Depress Anxiety, 7, 73-75, 1998.
20) Bodkin JA, Lasser RA, Wines JD Jr, et al：Combining serotonin reuptake inhibitors and bupropion in partial responders to antidepressant monotherapy. J Clin Psychiatry, 58, 137-145, 1997.
21) Devarajan S, Dursun SM：Citalopram plus reboxetine in treatment-resistant depression (letter). Can J Psychiatry, 45, 489-490, 2000.

（山下さおり）

2．難治性うつ病におけるリチウム強化療法

　リチウムは，1949年にCadeが躁うつ病における躁状態に対する有効性を指摘して以来50年以上に渡って，躁うつ病の臨床に用いられている[1]。その後，1968年にZallらにより症例報告がなされて以来，難治性うつ病に対するリチウム強化療法の報告が散見されるようになった。そして，1981年にDe Montignyらが難治性うつ病の治療への可能性を指摘[2]すると研究が発展し，リチウムは20年に渡り抗うつ薬の強化療法の1つとして注目されてきた。この研究では，三環系抗うつ薬に少なくとも3週間反応しなかった8人の患者にリチウムを投与したところ，48時間以内に劇的な反応を示したという。それ以来，難治性うつ病に対するリチウムのさまざまな研究なさかんに行われるようになっており，リチウムは強化療法の中ではもっとも研究が行われている薬剤の1つである。本稿では，それらの研究について概観する。

(1) 方法

　PubMedを用いて1980年1月より2005年5月の期間を検索した。検索には"lithium augmentation" or "lithium addition" or "lithium carbonate" or "lithium with augmentation" and "refractory depression" or "treatment resistant depression"を用い，検索された575件の検索結果について"難治性うつ病におけるリチウムの強化療法"に関する選別を行った。

ⅰ) 急性期治療：無作為化二重盲検プラセボ比較対照試験（RCT）

　難治性うつ病における急性期治療の比較対照試験は**表7**[3〜12]に示すように9件報告されている。それぞれの難治性の定義は多様であるが，最低でも3週間抗うつ薬を用いられたものが対象となっている。また診断もKatonaらの報告で詳細について述べられて

表 7　無作為化二重盲検プラセボ比較対照試験（RCT）

研究者	対象	無作為割付前（期間）	無作為割付（期間）	結果 リチウム	結果 プラセボ
Heninger ら 1983[3]	14人　単極性うつ病 1人　双極性うつ病	Amitriptyline 150-300 mg Desipramine 150-300 mg Mianserin 90-100 mg （21日以上）	900-1200 mg （12-14日）	62.5%	0%
Kantor ら 1986[4]*1	7人　単極性うつ病	Amitriptyline 200 mg Amoxapine 250 mg Doxepine 100-150 mg Imipramine 150-250 mg （21日以上）	900 mg（48時間）	25%	0%
Zusky ら 1988[5]	16人　単極性うつ病	Imipramine　150 mg 以上 Phenelzipine 60 mg 以上 （28日以上）	1週間目　300 mg 2週間目　900 mg （14日）	38%	25%
Schöpf ら 1989[6]	18人　単極性うつ病 9人　双極性うつ病	Maprotiline 150 mg 以上 Fluvoxamine 150 mg 以上 Dibenzepine 480 mg 以上 （21日以上）	600-800 mg（14日）	50%	0%
Browne ら 1990[7]	14人　単極性うつ病 3人　双極性うつ病	Imipramine 150-250 mg Maprotiline 150-200 mg Amitriptyline 150 mg Doxepine 150-250 mg Trimipramine 150-200 mg Desipramine 200 mg Clomipramine 150-300 mg （21日以上）	900 mg（48時間）	43%	20%
Joffe ら 1993[8]	33人　単極性うつ病	Desipramine または imipramine を 2.5 mg/kg 以上 （35日）	1週間目　900 mg 2週間目は血中濃度が 0.55 以下なら 1200 mg （14日）	52%	18.7%
Stein and Bernadt 1993[9]	34人　単極性うつ病	Amitriputiline 150 mg 以上 （21日以上）	① 250 mg（21日）後 　750 mg（21日） ② プラセボ（21日）後 　i　250 mg（21日） 　ii　750 mg（21日）	250 mg 18% 750 mg 44%	22%
Katona ら 1995[10]	61人	Fluoxetine 20 mg Lofepramine 140-210 mg （6週間）	400 mg（2日目まで） 800 mg（3-8日目）	53%	25%
Baumann ら 1996[11]	23人　単極性うつ病 1人　双極性障害	Citalopram 40-60 mg （28日）	800 mg（7-14日）	58%	14%
Bauer ら 2000[12]	29人　単極性障害	リチウム強化療法寛解 （2-4週間）	リチウム継続/4ヵ月	再発率 0%	再発率 47%

*1　無作為化に関しての記述はされていない

いなかったり，経過中に躁転するなど9件中4件で双極性障害が含まれているため"難治性うつ状態"におけるリチウム強化療法の効果に関する比較対照試験と考えた方が良いと思われる。また，それぞれの比較対照試験では限界が存在する。Kantorらの研究では無作為化の有無についての報告がされていなかったり，Heningerらは準無作為化比較対照試験を行っている。さらに，対象者の選別に関しての記述がある研究も4件だけである[4,5,8,10]。これら統計学的方法論に不備のある比較対照試験ではエビデンスに限界があることを念頭におく必要がある。

　限界を踏まえた上で各研究を検討すると，6件[3,6,8〜11]でリチウムはプラセボと比較して効果があったと報告し，3件[4,5,7]では否定的な見解を示している。対象者の強化療法前に使用された抗うつ薬として三環系抗うつ薬，四環系抗うつ薬，MAO阻害薬，選択的セロトニン再取り込み阻害薬（SSRI），セロトニン・ノルアドレナリン再取り込み阻害薬（SNRI）などが用いられている。各抗うつ薬間でのリチウムの効果の違いについて述べることはできないが，少なくともプラセボと比較して各抗うつ薬に対するリチウム強化療法は効果があると考えられる。リチウムの投与量は1日あたり250〜1200 mg使用されているが，250 mgではプラセボと比較して有用であるとは言えず，少量投与では抗うつ効果が補強されるとは言い難い。また，Steinらによれば，最大効果を生むためには強化療法中の血中濃度は少なくとも0.7 mEq/lは必要だと述べている。期間に関しては，否定的な見解を示した比較対照試験はすべて期間が48時間であり，有効であると報告した研究の期間は8〜42日である。

　さて，これらの比較対照試験件9件に参加している234人がメタ解析を受けている[13]。これらの対象者の平均年齢は37〜54歳であり，男女比は4対7であった。反応率は，リチウム群で18〜62.5%（平均45%）であり，プラセボ群で0〜25%（平均18%）であった。このメタ解析では，投与量と投与期間について解析が行われている。ここでは，有効なリチウム投与量は600〜800 mgであり，それ以上の投与では有意差は無いとされた。また，投与期間に関しては少なくとも7日以上の投与で有意な効果を示すとされたが，1〜2週間での評価が良いのはプラセボ反応者がまったくいなかったことに由来するという。また，このメタ解析でも反応をみる基準としてShort Clinical Rating ScaleやHamilton Rating Scale for Depressionを使用し一致していないなどの問題があることは考慮にいれる必要がある。

ii）急性期治療：オープン試験

　難治性うつ病における急性期治療のオープン試験としては，**表8**[2,14〜28]に示すようにリチウム強化療法の先駆的研究となったDe Montignyらの研究[2]に始まる12の研究が検索された。比較対照試験と同様であるが，難治性うつ病の定義は各研究で異なっている上に投与量も不明のものが多いことを念頭に入れておく必要はある。しかし，それでもこれらの研究は難治性うつ病にも応用される部分が大きいと考えられるため一覧す

表 8 オープン試験

研究者	対象	抗うつ薬/期間	リチウム投与量/期間	反応
De Montigny ら 1981[2]	8人 単極性うつ病	Amitriptyline 150-225 mg, Imipramine 150 mg, Doxepine 150-200 mg, Iprindole 90 mg/21 日	900 mg/2 日	100%
De Montigny ら 1983[14]	42人 単極性うつ病	Amitriptyline, Imipramine, Doxepine, Iprindole, Trimipramine/21 日	900 mg/2 日	74%
De Montigny ら 1985[15]	7人 単極性うつ病	Iprindole 90 mg/21 日	900 mg/2 日	86%
Price ら 1986[16]	84人 単極性うつ病, 双極性うつ病	Desipramine, Amitriptyline, Adinazolam, Bupropion, Fluvoxamine, Nianserin, Trazodon/28-42 日	900-1500 mg/10 日以上	56%
Delgado ら 1988[17]	18人 単極性うつ病	Fluvoxamine 300 mg/28-42 日	900-1500 mg/21 日	44%
Fontaine ら 1991[18]	60人 単極性うつ病	Desipramine, Fluoxetine/42 日	600 mg/6-14 週間	Desipramine 群：67% Fluoxetine 群：60%
Dinan 1993[19]	11人 単極性うつ病	Sertraline/42 日以上	400 または 800 mg/7 日	400 mg 群：67% 800 mg 群：43%
Flint ら 1994[20]	21人 単極性うつ病	Fluoxetine 26-44 mg, Nortiptyline 59-95 mg/42 日	血中濃度 0.5-1.0 mmol/2 週間以上	24%
Hawley ら 1994[21]	14人 単極性うつ病	Fluoxetine 20 mg/42 日	血中濃度 0.8-1.1 mmol/184 日	50%
Uehlinger ら 1995[22]	5人 単極性うつ病	Citalopram 20-30 mg/28 日	600-800 mg/14 日	80%
Sluzeska ら 1997[23]	32人 単極性うつ病	(Sertraline, Fluoxetine, Imipramine, Clomipramine, Amitriptyline, Dibenzepine, Dezipramine, Moclobemide) + Lithium 500-1500 mg/28 日		75%
Hoencamp ら 2000[24]	22人 単極性うつ病	Venlafaxine/7 週間	600 mg/6 週間	32%
Fava ら 2002[25]	101人 単極性うつ病	Fluoxetine (20 mg)/8 週間	Fluoxetine 40-60 mg/4 週間 Lithium 300-600 mg/4 週間 Desipramine 25-50 mg/4 週間	Fluoxetine 42% Lithium 23.5% Desipramine 29.4%
Bschor T ら 2002[26]	Bauer et al. 2000 らの研究で再発の無かった 22人	4ヵ月再発の無い Lithium 群 (15名), プラセボ群 (7名) の lithium, pracebo を投与中止しての観察/6ヵ月		再発率 Lithium 33.3%　Pracebo 25%
Bertschy G ら 2003[27]	13人 大うつ病性障害	Venlafaxine 300 mg/4 週間	4 週間	38.5%
Birkenhager TK ら 2004[28]	138人 大うつ病性障害	Imipramine/4 週間 Fluvoxamine/4 週間	Lithium 血中濃度を 0.6-1.0 mmol/l /1ヵ月	強化療法前　強化療法後 Imipramine 23%　Imipramine 59% Fluvoxamine 15%　Fluvoxamine 40%

表9 比較対照試験

研究者	対象	割付前治療	比較対照	結果
Dian and Barry 1989[31]*1	30人 単極性障害,双極性障害	Amitriptyline /4週間	Lithium 600-800 mg/21日 Electroconvulsive therapy/21日	Lithium：67% ECT：73%
Hoemcamp ら 1994[32]*2	51人 単極性障害,双極性障害,気分変調障害	Maprotiline /6週間	Lithium 600-1200 mg/42日 Brofaromine/42日	Lithium：30% Brofaromine：23.8%
Fava ら 1994[33]*2	41人 単極性障害,双極性障害	Fluoxetine 20 mg/56日	Fluoxetine 40-60 mg/28日 Lithium 300-600 mg/28日 Desipramine 25-50 mg/28日	Fluoxetine：53% Lithium：29% Desipramine：25%
Fava ら 2002*2	101人 単極性障害	Fluoxetine 20 mg/56日	Fluoxetine 40-60 mg/28日 Lithium 300-600 mg/28日 Desipramine 25-50 mg/28日	Fluoxetine：42% Lithium：23.5% Desipramine：29.4%

*1 非盲検無作為化比較試験
*2 二重盲検比較対照試験

る。

　1981年の De Montigny ら[2]は,三環系抗うつ薬の長期投与が前頭葉でのセロトニン感受性を亢進させることと動物実験でリチウム投与がセロトニン系の効果増強作用があることからから,三環系抗うつ薬抵抗性うつ病の患者へのリチウム投与はセロトニン受容体の感受性の亢進を低下させるのではないかという仮説に基づいて研究を始めた。彼らは the Research Diagnostic Criteria に従って単極性うつ病と診断された38人に対して三環系抗うつ薬を投与した。少なくとも三環系抗うつ薬を3週間投与した後に反応を認めなかった（HRS-D で40%の低下を認めなかった）8人に対してリチウムを1日あたり900 mg 投与したところ（血清濃度は 0.5～1.0 mEq/l）,8人すべてが48時間という非常にすみやかな反応を示したと報告した。この時は即効性を強調した魅力的な研究であったが,彼は後にまれな症例であったと述べてリチウム強化療法の即効性に訂正を加えている[29]。そのため,その後のオープン試験では強化療法の期間も延び7～98日となったが,すべての報告でリチウム強化療法の効果を認めている。用いられた抗うつ薬は,SSRI や SNRI,三環系・四環系抗うつ薬,MAO 阻害薬の作用機序の異なるものが用いられた。抗うつ薬の投与量は,すべての試験では報告されていない。リチウム量は報告されている範囲では,300～1500 mg/日使用された。反応率は,24～100%であり,半数以上の研究で,50%以上の反応率を示している。また,約20%がリチウム強化療法後,2週間で反応を示すという[30]。

iii）急性期：比較対照試験

　難治性うつ病における比較対照試験は,**表9**[31～34]に示す4件の研究がなされている。

RCTやオープン試験同様に対象となる者の診断は，単極性，双極性が混在していた。

　Dianら[31)]によれば，アミトリプチリンを4週間使用した後のリチウム強化療法とECTでは，両群ほぼ70％の反応を示している。Hoemcampら[32)]の研究ではマプロチリンを6週間使用した後に，リチウム強化療法とブロファロミン強化療法を比較している。統計的に有意差はないが，リチウム強化療法の反応率30％に対してブロファロミン強化療法の反応率は23.8％であったと報告している。Fava（1994）[33)]らは，56日間フルオキセチン20 mg使用し反応しなかった者に対して，フルオキセチン40〜60 mg使用する高用量群とフルオキセチン20 mgに対してリチウムを300〜600 mg付加するリチウム強化療法群と同じくフルオキセチン20 mgに対してデシプラミン25〜50 mg付加するデシプラミン併用群とに無作為化二重盲検比較対照試験を実施した。反応率はhigh-dose群が53％，リチウム強化療法群が29％，デシプラミン併用群が25％であった。しかし，先行するフルオキセチン20 mg投与に対する部分反応と無反応者毎に検討を加えると，high-dose群は部分的反応を示した者にもっとも有効な方法であり，high-dose群とリチウム強化療法群は，反応を示さなかった者に対してより有効な治療であると報告されている。対象者を増やした後の研究[34)]では，相対的にリチウム強化療法群とデシプラミン併用群はhigh-dose群に比し反応率は低いが，統計的な有意差は出なかったと報告された。リチウム群の相対的な反応率の低さはリチウムが低用量である可能性を著者らは指摘しており，比較対照試験でのメタ解析の事実と一致している。

iv）維持治療および中断に関する研究

　単極性うつ病におけるリチウム強化療法の維持治療の効果を調べた研究がなされている[12,26,35,36)]。Bauerらは，6週間の非盲検試験でリチウムに反応した後2〜4週間治療を継続した難治性うつ病の29人を対象として，リチウム継続投与群とプラセボ投与群で4ヵ月後の経過を比較する比較対照試験を施行した。この期間，使用された抗うつ薬は同用量使用された。プラセボ群の15人のうち7人がこの比較対照試験の間に再発した。リチウム群の再発は無かった。さらに6ヵ月間の無投与期間を設定したところ，再発者は増加した。そのため，著者らはリチウム強化療法に反応した患者には，少なくとも12ヵ月以上の投与を続けるべきだと結論づけている。Hardyらは，難治性うつ病のリチウム強化療法が効果を示した12人の患者にプラセボと断薬の比較対照試験を行った[35)]。リチウム投与を維持した群では，6人中2人が，それぞれストレス状況下を経てすぐに61週と96週で再発した。同様に，プラセボ群では6人中2人が，7週と92週で再発をしたが，再発前の生活状況の変化は認めなかった。また，リチウムの再投与には反応を示さなかったとされている。Fahyらは，初老期の単極性うつ病患者に対してコホート研究を行い，リチウム中止群では52％の者が再発したという[36)]。

　対象者は少ないが，いずれの研究においてもリチウム強化療法に反応した群では中断による再発率が高いとされており，リチウム中止には注意が必要な所見が示されている。

(2) リチウム強化療法の機序

既に述べたように，リチウム強化療法は良く研究され確かなエビデンスが存在する。その作用機序として，気分調節にセロトニンが関与し[37,38]，リチウムはセロトニン作用系の強化を担っているというエビデンスが存在している[39,40]のも確かである。しかし，難治性うつ病の定義そのものが臨床研究によって若干異なっていることからもわかるように，病態に関してはほとんどわかっていないと言ってよい。そのため難治性うつ病に関するリチウム強化療法の作用機序も明らかとなっているとは言い難い。たとえば，リチウムはイノシトールリン脂質代謝系や促進性 G 蛋白，抑制性 G 蛋白に対する抑制作用や cyclic AMP response element binding pretein のリン酸化を抑制するなどと報告されている[41〜44]が，細胞内情報伝達系における難治性うつ病におけるリチウム強化療法との関連性については未詳である。このように難治性うつ病におけるリチウム強化療法の作用機序の解明は今後の課題となっている。

ⅰ) セロトニン系へのリチウムの効果

De Montigny らはリチウム強化療法の有効性の報告後[2]，その効果としてセロトニン作動性の関与を推察した。彼らは，三環系抗うつ薬を長期間使用すると後シナプスでのセロトニン 1A 受容体の感受性を選択的に引き起こすことを動物実験によって確認した[45,46]。そこで，リチウム強化療法は感作したセロトニン 1A 受容体に作用することでセロトニンの神経伝達を変えているという可能性について言及した[14,47]。さらに動物実験の研究から，リチウムはセロトニンの放出と代謝回転を亢進させることでセロトニン作動系の反応を強化することが示されている[48〜52]。

実際に難治性うつ病を対象としてセロトニンの関与を示唆する臨床研究も行われている。Cowen ら[53]は，三環系抵抗性難治性うつ病 23 人を対象とし，リチウム追加による血中プロラクチンの濃度との相関性について調べた実験がある。この研究において，血中プロラクチンは，セロトニンや前駆物質となる 5-hydroxy-L-tryptophan 投与により増加することが知られ，セロトニン系活性の指標として用いられた。L-tryptophan 静注時の血中 PRL 増加の程度を指標とした結果，リチウム投与により有意に血中濃度は増加したが，抑うつ状態の改善には有意差はなかったが，リチウムに反応した 10 名については有意な相関性があったと示された。また同様な研究を McCance-Katz ら[54]が行い同じ結果が得られている。対象者が少なく抑うつとの関連性は明らかにはなったとは言い難いが，難治性うつ病におけるリチウム強化療法の作用機序の 1 つとしてセロトニン活性の関与が推測される。

ⅱ) 神経内分泌系の研究

うつ病における神経内分泌的検査は繰り返し研究されている。うつ病の経過と進行は，視床下部―下垂体―副腎皮質系（hypothalamic-pituitary-adrenocortical；HPA 系）における中枢性の調節障害と関連している。デキサメサゾン-コルチコトロピン放出ホルモン

複合負荷試験（DEX/CRH試験）は，HPA系の機能を調べるうえでもっとも感受性の高い神経内分泌試験の1つである。うつ病においては，DEX/CRH試験では80%以上の高い感度を示すと言われている[55]。また，DEXの用量を3点にして，各用量に対する反応をうつ病者と対照群で比較したModell Sらの研究では，両群ともCRH負荷後の血中コルチゾル濃度はDEX用量依存性に変化したが，DEXの各用量でうつ病者はACTHやコルチゾルの濃度が高かったとされている[56]。このことから，うつ病におけるDEXのHPA系へのフィードバック障害が推察された。

これまでの研究では，三環系抗うつ薬は臨床症状の改善と共にDEX/CRH試験でのACTHとコルチゾール分泌の正常化を促したとされる[57]。しかしながら，難治性うつ病におけるリチウム強化療法は反対の結果—つまりリチウム強化療法の間，CRH刺激に対するコルチゾールの反応はベースラインに比較して優位に高値を示した[58]。これまでにSSRIのようなセロトニン作動性薬物はCRHの合成と放出を強化することが示されている[59,60]。同様に，1968年〜88年の間の実験で，ACTHとコルチゾール産生に対するリチウムの効果が示されている[61〜65]。この結果から，視床下部でCRHの増加を引き起こしていると考えられているセロトニン系の活性を通して，リチウム強化療法はACTHとコルチゾールの分泌を刺激していることが推察されている。

（3）治療の実際

難治性うつ病に関するリチウムの臨床評価に関してはオープン試験だけでなく，十分な数の比較対照試験が行われている[13,62]。そして，難治性うつ病者のうち約50%が反応し，およそ20%が2週間以内に反応を示すという[30]。そのため，リチウム強化療法は，抗うつ薬単剤での治療後としては第一選択であるという意見が多い[67〜73]。しかし，難治性うつ病に対するリチウム強化療法がおおむね評価はされていても病態や作用機序はいまだ仮説の段階であり，使用する抗うつ薬同士の評価は十分に行われていないことに注意を払うことは重要である。

実際に難治性うつ病に対するリチウム強化療法を行うには，うつ病の診断・治療が正しいかどうかの吟味から始まると思われる。各エビデンスを治療に当てはめようとするのであれば抗うつ薬の量と治療期間は十分にとることが肝要である。とくに，抗うつ薬の多剤少量併用に対するリチウムの強化療法のエビデンスは皆無であることを念頭に入れねばならない。

次に，難治性うつ病に対してリチウムを投与する場合には投与量と期間を考えねばならない。少量投与によるリチウム強化療法の効果も報告されている[74〜76]が比較対照試験等では否定的な見解をされている。これには，使用する抗うつ薬の変化など対象者の不均一性の可能性が残されているので，少量投与に関する結論をだす状態ではない。しかし，現在利用できるエビデンスからは600〜800 mgを必要とすると考えられる。いずれ

にしても対象者を均一化した投与量に関する大規模な研究が望まれる。期間に関しては，リチウム単独での抗うつ効果の発現にも2〜3週間必要とする二重盲検比較対照試験[77]が報告されておりPriceら[16]が主張するように，3週間は継続するべきだと考える。これは，リチウム強化療法が効果を示す群にはリチウムの抗うつ効果に反応している可能性も考慮してのことである。リチウム反応者に対しては，12ヵ月の維持治療が欠かせない。その後の中止に関するエビデンスは存在しないが，中止により再度のリチウム強化療法には反応を示さないという報告もあり，難治性うつ病寛解後の薬物の中止には細心の注意を払う必要がある。

(4) リチウム強化療法の予測因子

上記で述べたような一連の比較対照試験などから，十分に反応しなかった者が約50%いることになる。それでは，我々は，リチウム強化療法の治療効果を予測する因子として何を用いれば良いのだろうか。これまでに7つの報告[6,14,16,78,79〜81]がなされている。しかし，どの研究でも年齢，性，使用する抗うつ薬との関係は見出されなかった。うつ病の重症度でも一致した見解は見出されていない。

BschorTらの研究で，少なくとも4週間以上，抗うつ薬の単剤治療に反応しないリチウム強化療法前の大うつ病エピソード患者30人に対してDEX/CRH試験が行われた。反応群に対して非反応群では，リチウム投与前のコルチゾル/副腎皮質刺激ホルモン（ACTH）ピーク比が有意に高値を示した[82]。彼らは，反応群と非反応群のカットオフポイントを1.8と設定している。この比は，ACTHに対する副腎皮質の感受性の指標とされており[83]，慢性化したうつ病者ではACTHへの感受性亢進を伴った副腎増大がみられる[84,85]事実と一致する。

しかし，予測因子としては安定して用いられる指標はなく，薬理・神経内分泌的作用機序と共に解明が望まれる分野である。

(5) まとめ

本稿で，エビデンスに基づく難治性うつ病に対するリチウム強化療法に関して文献的展望から有効性を確認し，作用機序，投与法，予測因子について考察した。難治性うつ病におけるリチウム強化療法の有効性以外の領域は解明されているとは言い難く，今後の発展が望まれる。

参考文献

1) Cade JGJ：Lithium salts in the treatment of psychiatric excitement. Med J Aust 36：349-

352, 1949.

2) De Montigny C, Grunberg F, Mayer A, et al：Lithium induces rapid relief of depression in tricyclic antidepressant drug non-responders. Br J Psychiatry 138：252-56, 1981.

3) Heninger GR, Charney DS, Sternberg DE：Lithium carbonate augmentation of antidepressant treatment. An effective prescription for treatment-refractory depression. Arch Gen Psychiatry 40 (12)：1335-42, 1983.

4) Kantor D, McNevin S, Leichner P, et al：The benefit of lithium carbonate adjunct in refractory depression--fact or fiction? Can J Psychiatry 31 (5)：416-8, 1986.

5) Zusky PM, Biederman J, Rosenbaum JF, et al：Adjunct low dose lithium carbonate in treatment-resistant depression：a placebo-controlled study. J Clin Psychopharmacol 8 (2)：120-4, 1988.

6) Schopf J, Baumann P, Lemarchand T, et al：Treatment of endogenous depressions resistant to tricyclic antidepressants or related drugs by lithium addition. Results of a placebo-controlled double-blind study. Pharmacopsychiatry. 22 (5)：183-7, 1989.

7) Browne M, Lapierre YD, Hrdina PD, et al：Lithium as an adjunct in the treatment of major depression. Int Clin Psychopharmacol 5 (2)：103-10, 1990.

8) Joffe RT, Singer W, Levitt AJ, et al：A placebo-controlled comparison of lithium and triiodothyronine augmentation of tricyclic antidepressants in unipolar refractory depression. Arch Gen Psychiatry 50 (5)：387-93, 1993.

9) Stein G, Bernadt M：Lithium augmentation therapy in tricyclic-resistant depression. A controlled trial using lithium in low and normal doses. Br J Psychiatry 162：634-40, 1993.

10) Katona CL, Abou-Saleh MT, Harrison DA, et al：Placebo-controlled trial of lithium augmentation of fluoxetine and lofepramine. Br J Psychiatry. 1995 Jan；166 (1)：80-6. Erratum in：Br J Psychiatry 166 (4)：544, 1995.

11) Baumann P, Nil R, Souche A, et al：A double-blind, placebo-controlled study of citalopram with and without lithium in the treatment of therapy-resistant depressive patients：a clinical, pharmacokinetic, and pharmacogenetic investigation. J Clin Psychopharmacol 16 (4)：307-14, 1996.

12) Bauer M, Bschor T, Kunz D, et al：Double-blind, placebo-controlled trial of the use of lithium to augment antidepressant medication in continuation treatment of unipolar major depression. Am J Psychiatry 157 (9)：1429-35, 2000.

13) Bauer M, Dopfmer S：Lithium augmentation in treatment-resistant depression：meta-analysis of placebo-controlled studies. J Clin Psychopharmacol 19 (5)：427-34, 1999.

14) De Montigny C, Cournoyer G, Morisette R：Lithium carbonate addition in tricyclic antidepressant-resistant unipolar depression：correlations with the neurobiologic actions of tricyc-

lic antideoressant drugs and lithium on the serotonin system. Arch Gen Psychiatry 40：1327-34, 1983.

15) De Montigny C, Elie R, Calle G：Rapid response to the addition of lithium in iprindole-resistant unipolar depression：a pilot study. Am J Psychiatry 142：220-3, 1985.

16) Price LH, Charney DS, Henninger GR：Variability of response to lithium augmentation in refractory depression. Am J Psychiatry 143：1387-92, 1986.

17) Delgado PL, Price LH, Charney DS, et al：Efficacy of fluvoxamine in treatment refractory depression. J Affect Disorder 15：55-60, 1988.

18) Fontaine R, Ontiverod A, Elie R, et al：Lithium carbonate augmentation of desipramine and fluoxetine in refractory depression. Biol Psychiatry 29：946-8, 1991.

19) Dinan TG：Lithium augmentation in sertraline-resistant depression：a preliminary dose-response study. Acta Psychiatr Scand 88：300-1, 1993.

20) Flint AJ, Rifat SL：A prospective study of lithium augmentation in antidepressant-resistant geriatric depression. J Clin Psychopharmacol 14：353-6, 1994.

21) Hawley CJ, Robert AG, Baldwin DS：Tolerability of combined treatment with lithium and fluocetine：14 cases treated under open conditions. Int Clin Psychopharmacol 9：31-3, 1994.

22) Uelinger C, Nil R, Amey M, et al：Citalopram-lithium combination treatment of elderly depressed patients：a pilot study. Int J Ger Psychiatry 10：281-7, 1995.

23) Sluzeska A, Sobieska M, Rybakowski JK, et al：Changes in acute-phase proteins during lithium potentiation of antidepressants in refractory depression. Biol Psychiatry 35：123-7, 1997.

24) Hoencamp E, Haffmans PMJ, Dijken WA, et al：Lithium augmentation of venlafaxine：an open-label trial. J Clin Psychiatry 20：538-43, 2000.

25) Fava M, Alpert J, Nierenberg A, et al：Double-blind study of high-dose fluoxetine versus lithium or desipramine augmentation of fluoxetine in partial responders and nonresponders to fluoxetine. J Clin Psychopharmacol 22：379-87, 2002.

26) Bschor T, Bergho "fer A, Stro" hle A, et al：How long should the lithium augmentation strategy be maintained? A 1-year follow-up of a placebo-controlled study in unipolar refractory major depression. J Clin Psychopharmacol 22：427-30, 2002.

27) Bertschy G, Ragama-Pardos E, Ait-Ameur A, et al：Lithium augmentation in venlafaxine non-responders：an open study. Eur Psychiatry 18（6）：314-7, 2003.

28) Birkenhager TK, van den Broek WW, et al：Comparison of two-phase treatment with imipramine or fluvoxamine, both followed by lithium addition, in inpatients with major depressive disorder. Am J Psychiatry 161（11）：2060-5, 2004.

29) De Montigny C：Lithium addition in refractory depression. In：Nolen WA, Zohar J, Roose SP, Amsterdam JD, eds. Refractory depression：current strategies and future directions. London：

John Wiley & Sons 47-57, 1994.

30) De Montigny C : Lithium addition in treatment-resistant depression. Int Clin Psychopharmacol 9 (Supple2) : 31-5, 1994.

31) Dinan TG, Barry S : A comparison of electroconvulsive therapy with a combined lithium and tricyclic combination among depressed tricyclic nonresponders. Acta Psychiatr Scand. 97-100, 1989.

32) Hoencamp E, Haffmans PM, Dijken WA, et al : Brofaromine versus lithium addition to maprotiline. A double-blind study in maprotiline refractory depressed outpatients. J Affect Disord. 219-27, 1994.

33) Fava M, Rosenbaum JF, McGrath PJ, et al : Lithium and tricyclic augmentation of fluoxetine treatment for resistant major depression : a double-blind, controlled study. Am J Psychiatry. 1372-4, 1994.

34) Fava M, Alpert J, Nierenberg A, et al : Double-blind study of high-dose fluoxetine versus lithium or desipramine augmentation of fluoxetine in partial responders and nonresponders to fluoxetine. J Clin Psychopharmacol. 379-87, 2002.

35) Hardy BG, Shulman KI, Zucchero C : Gradual discontinuation of lithium augmentation in elderly patients with unipolar depression. J Clin Psychopharmacol 17 : 22-6, 1997.

36) Fahy S, Lawlor BA : Discontinuation of lithium augmentation in an elderly cohort. Int J Geriatr Psychiatry 16 : 1004-9, 2001.

37) Maes M, Meltzer HY : The serotonin hypotheses of major depression. In : Bloom FE, Kupfer DJ, editors. Psychopharmacology : the fourth generation of progess. New York : Raven Press 933-44, 1995.

38) Schatzberg AF, Garlow SJ, Nemeroff CB : Molecular and cellular mechanisms in depression. In : Davis KL, Charney D, Coyle JT, Nemeroff C, editors. Neuropsychopharmacology : the fifth generation of progress. American College of Neuropsychopharmacology. Philadelphia (PA) : Lippincott Williams and Willkins 1039-50, 2002.

39) Blier P, De Montigny C : Short-term lithium administration enhances serotonergic neurotransmission : electrophysiological evidence in the rat CNS. Eur J Pharmacol 133 : 66-77, 1985

40) Price LH, Charney DS, Delgado PL, et al : Lithium and serotonin function : implications for the serotonin hypothesis of depression. Psychopharmacology (Berl) 100 : 3-12, 1990.

41) Belmaker RH, Livne A, Agam G, et al : Role of inositol-1-phosphatase inhibition in the mechanism of action of lithium. Pharmacol Toxicol 66 Suppk 3 : 76-83, 1990.

42) Drummond AH : Lithium affects G-pretein receptor coupling. Nature 331 : 388-389, 1988.

43) Avissar S, Schreiber G, Danon A, et al : Lithium inhibits adrenergic and cholinergic increases

in GTP binding in rat cortex. Nature. 331 (6155) : 440-2, 1988.

44) Chen B, Wang JF, Hill BC, et al : Lithium and valproate differentially regulate brain regional expression of phosphorylated CREB and c-Fos. Brain Res Mol Brain Res 70 (1) : 45-53, 1999.

45) Chaput Y, de Montigny C, Blier P : Presynaptic and postsynaptic modifications of the serotonin system by long-term administration of antidepressant treatments. An in vivo electrophysiologic study in the rat. Neuropsychopharmacology 5 : 219-229, 1991.

46) De Montigny C, Aghajanian GK : Tricyclic antidepressants : long-term treatment increases respnsivity of rat forebrain neurons to serotonin. Science 202 : 1303-6, 1978.

47) De Montigny C : Lithium addition in treatment-resistant depression : evidence for the involvement of the serotonin system. In Racagni G, Brunello N, Fukuda T, editors. Biological Psychiatry ; Volume 1 Amsterdam : Elsevier Science Publishers B. V. 243-4, 1991.

48) Sangdee C, Franz DN : Lithium-induced enhancement of 5-HT transmission at a central synapse. Comm Psychopharmacol 2 : 191-8, 1978.

49) Treiser SL, Cascio SC, O'Donohue TL, et al : Lithium increases serotonin release and decreases serotonin receptors in the hippocampus. Science 213 : 1529-1531, 1981.

50) Mu" ller-Oerlinghausen B. Lithium long-term treatment-does it act via serotonin? Pharmacopsychiatry 18 : 214-7, 1985.

51) Price LH, Charney DS, Delgado PL, et al : Clinical studies of 5-HT function usingIV L-tryptophan. Prog Neuropsychopharmacol Biopl Psychiatry 14 : 459-72, 1990.

52) De Montigny C : Lithium addition in treatment-resistant depression. Int Clin Psychopharmacol 9 (Supple2) : 31-5, 1994.

53) Cowen PJ, McCance SL, Ware CL, et al : Lithium in tricyclic-resistant depression : Correlation of increased brain 5-HT function with clinical outcome. Br J Psychiatry 159 : 341, 1991.

54) McCance-Katz E, Price LH, Charney DS : Serotonergic function during lithium aunmentation of refractory depression. Psychopharmacology 108 : 93, 1992.

55) Holsboer F : The corticosteroid receptor hypothesis of depression. Neuropsychopharmacol 23 : 477-501, 2000.

56) Modell S, Yassouridis A, Huber, et al : Corticosteroid receptor function is decreased in depressed patients. Neuroendocrinology 65 (3) : 216-22, 1997.

57) Heuser IJE, Schweiger U, Gotthardt U, et al : Pituitary-adrenal-system regulation and psychopathology during amitriptyline treatment in elderly depressed patients and normal comparison subjects. Am J Psychiatry 153 : 93-99, 1996.

58) Bschor T, Adli M, Baethge C, et al : Lithium augmentation increases the ACTH and crtisol response in the combined DEX/CRH test in unipolar major depression. Neuropsychopharma-

col 27:470-478, 2002.

59) Gibbs DM, Vale W:Effect of the serotonin reuptake inhibitor fluoxetine on corticotropin-releasing factor and vasopressin secretion into hypophysial portal blood. Brain Res 280:176-179, 1983.

60) Torres G, Horowitz JM, Laflamme N, et al:Fluoxetine induces the transcription of genes encoding c-fos, corticotropin-releasing factor and its type 1 receptor in rat brain. Neuroscience 87:463-477, 1998.

61) Platman SR, Fieve RR:Lithium carbonate and plasma cortisol response in the affective disorders. Arch Gen Psychiatry 18:591-594, 1968.

62) Platman SR, Hilton JG, Koss MC, et al:Production of cortisol in patients with manic-depressive psychosis treated with lithium carbonate. Dis Nerv Syst 32:542-544, 1971.

63) Reisine T, Zats M:Interactions among lithium, calsium, diacylglycerides, and phorbolesters in the regulation of adrenocorticotropin hormone release from AtT-20 cells. J Neurochem 49:884-889, 1987.

64) Sugawara M, Hashimoto K, Hattori T, et al:Effects of lithium on the hypothalamo-pituitary-adrenal axis. Endocrinol Jpn 35:655-663, 1988.

65) Zatz M, Reisine TD:Lithium induces corticotropin secretion and desensitization in cultured anterior pituitary cells. Proc Natl Acad Sci USA 82:1286-1290, 1985.

66) Bauer M, Adli M, Baethge C, et al:Lithium augmentation therapy in refractory depression:clinical evidence and neurobiological mechanisms. Can J Psychiat 48:440-446, 2003.

67) Bauer M, Whybrow PC, Angst J, et al:J World Federation of Societies of Biological Psychiatry (WFSBP) Guidelines for biological treatment of unipolar depressive disorders, part 1:acute and continuation treatment of major depressive disorder. World J Biol Psychiatry 3:5-43, 2002.

68) Montigny de C:Lithium addition in refractory depression. In Nolen WA, Zohar J, Roose SP, Amsterdam JD, editors. Refractory Depression:Current Strategies and Future Directions London:John Wily & Sons, Ltd 47-57, 1994

69) Nelson JC:Overcoming tretment resistance in depression. J Clin Psychiatry 59 (suppl 16):13-19, 1998.

70) Nemeroff CB:Augmentation strategies in patients with refractory depression. Depress Anxiety 4:169-181, 1996.

71) Price LH, CarpenterLL, Rasmussen SA:Drug combination strategies. In Amsterdam JD, Hornig M, Nierenberg AA, editors. Treatment-resistant mood disorders Cambridge:University Press 194-222, 2001.

72) Rouillon F, Gorwood P:The use of lithium to augment antidepressant medication. J Clin Psy-

chiatry 59 (supple 5) : 32-39, 1998.

73) Shelton RC : Treatment options for refractgory depression. J Clin Psychiatry 60 (supple) : 57-61, 1999.

74) Madakasira S : Low dose potency of lithium in antidepressant augmentation. Psychiatr J Univ Ottawa 11 : 107 ; 1986.

75) Kushnir SL : Lithium-antidepressant combinations in the treatment of depressed, physically ill geriatric patients. Am J Psychiatry 143 : : 378, 1986.

76) Stein G, Bernadt M : Double blind trial of lithium carbonate in tricyclic resistant depression. In Lithium : Inorganic pharmacology and psychiatric use, edited by Birch NJ, IPL Press Limited, Oxford, p35, 1988.

77) Worrall EP, Moody JP, Peet M, et al : Controlled studies of the acute antidepressant effects of lithium. Br J Psychiatry 135 : 255-62, 1979.

78) Rybakowski J, Matkowski K : Adding lithium to antidepressant therapy : factor related to therapeutic potentiation. Eur Neuropsychopharmacol 2 : 161-165 : 1992.

79) Joffe RT, Levitt AJ, Bagby RM, et al : Predictors of response to lithium and triiodothyronine augmentation of antidepressants in tricyclic non-responders. Br J Psychiatry 163 : 574-578 : 1993.

80) Alvarez E, Pe'rez-Sola'E, Pe'rez-Blanco J, et al : Predicting outcome of lithium added to antidepressants in resistant depression. J Affect Diord 43 : 179-186 : 1997.

81) Bschor T, Canata B, Müller-Oerlinghausen B, et al : Predictors of response to lithium augmentation in tricyclic antidepressant-resistant depression. J Affect Disorders 64 ; 261-265 : 2001.

82) Bschor T, Baethge C, Eichmann U, et al : Association between response to lithium augmentation and the combined DEX/CRH test in major depressive disorder. J Psychiat Res 37 : 135-143, 2003.

83) Holsboer F, Lauer Ch J, Schreiber W, et al : Altered hypothalamic-pituitary-adrenocortical regulation in healthy subjects at high familial risk for affective disorders. Neuroendocrinology 62 : 340-347, 1995.

84) Amsterdam JD, Winolur A, Abelman E, et al : Cosyntropin (ACTH alpha 1-24) stimulation test in depressed patients and healthy subjects. Am J Psychiatry 140 : 907-909, 1983.

85) Barden N, Reul JM, Holsboer F : Do antidepressants stabilize mood through actions on the hypothalamicd-pituitary-adrenocortical system? Tresnd Neurosci 18 : 6-11, 1995.

(角田智哉)

3．甲状腺ホルモン

　甲状腺機能低下症に抑うつ症状が伴うことはよく知られている。甲状腺機能低下症に伴うこのような抑うつ症状は，いわゆる大うつ病とは異なり，内分泌学的要因に基づく症状精神病と考えるのが妥当であると思われる。しかし，大うつ病と診断された患者の中に，甲状腺機能の異常がどの程度認められるのかは興味深いテーマである。うつ病の診断が現象学的な症状評価に頼る以上，症状論ではその判別を困難と考えられるからである。Gold ら[1]は，精神病院に入院中のうつ病患者 250 人の甲状腺機能を調べ，そのうち 20 人に何らかの甲状腺機能異常を見い出したと報告している。この報告では，難治性うつ病とされる患者は甲状腺ホルモン補充療法の適応となる可能性を指摘している。また，Fava[2]は，甲状腺機能低下症に続発した抑うつ症状に抗うつ薬を用いた経験から，甲状腺の機能低下を伴う場合は抗うつ薬の効果は期待できず，ホルモン補充療法を優先すべきであると踏み込んだ主張を展開している。これらの主張に従えば，難治性うつ病の患者群には甲状腺機能低下症を原因とするグループが含まれており，甲状腺機能をスクリーニングして低下が認められた症例については，甲状腺ホルモン補充療法を行うべきだということになる。しかし，これでは甲状腺機能低下症に続発する抑うつ症状のみを治療可能にするだけで，難治性うつ病の治療にはなんら寄与しない。前掲の Gold らの報告においてもほとんどの患者は甲状腺機能は正常であり，Joffe ら[3]は，難治性うつ病においても多くの場合甲状腺機能は正常であると述べている。甲状腺機能に異常が見出されないうつ病の患者に，甲状腺ホルモン補充療法が改善をもたらすかどうかを検討する必要がでてくるわけである。

　では，甲状腺ホルモン補充療法を単独でうつ病の患者に行った場合，本当に改善がみられるのだろうか。1970 年代には，TRH（Thyrotoropine releasing hormone）の投与によってうつ病を治療することが試みられ，数日から 3 週間一時的に抑うつ症状が改善されたという報告が相次いだという[4]。しかし，TRH の投与については，その後の二重盲検試験によってその効果は確認されなかったという[5]。その後，甲状腺ホルモンそのものを投与する試みが多行われるようになり，triiodothyronine（T3）がおもに用いられている。山口ら[6]は，うつ病の患者 51 人のうち 19 人に TRH 負荷に対する T3 の値の反応の遅延あるいは低下を見出し，T3 の投与によってある程度の治療効果を得たと報告している。Wilson ら[7]によれば，女性のうつ病患者数例に投与した経験から，T3 のうつ病に対する治療効果はイミプラミンと同等であると結論づけている。残念ながら，TSH（Thyroid releasing hormone）や thyroxine（T4）を単独でうつ病患者に投与した報告はみあたらない。このような少数の報告からみる限り，少なくとも T3 がうつ病に対して何らかの有用性を持っていることは間違いないように思われる。しかし，1970 年代後半以降，甲状腺ホルモン補充療法のみによるうつ病治療は次第に行われなくなってきている。その理由はいろいろ考えられるが，やはり循環器系への影響や骨粗鬆症などの副作用の問題

が大きいと思われる。効果が同等であれば，臨床試験でより安全性が確認されている抗うつ薬を用いるべきなのは当然である。たとえ有用性があったとしても，甲状腺ホルモン補充療法は抗うつ薬に安全性の点で決定的に劣るのである。

このような経過で，甲状腺ホルモンによるうつ病治療の可能性は，いったん忘れ去られた如く研究者の関心を惹かなくなった。しかし，その状況には数年で変化が訪れることになる。当時さかんに用いられていた三環系抗うつ薬に対して反応が乏しい，あるいは無反応の患者が相当数いることが認識されるようになり，それらの患者群が治療抵抗性うつ病として存在がクローズアップされた[8]。また，そのような患者群に対する治療手法として，三環系抗うつ薬に双極性障害の治療薬であるリチウムを付加投与することによって，抗うつ薬の効果が増強されより多くの患者に効果が期待できることが相次いで報告された[9]。これ以降，抗うつ薬の治療効果を増強するために付加すべき薬物として何を選ぶかが治療抵抗性うつ病の治療の議論の中心となり，リチウムに次ぐ2番手として，甲状腺ホルモンが再び注目を浴びることになった。

また，このようなうつ病を含む気分障害と甲状腺機能の関連の研究の中から，ラピッドサイクラーと甲状腺機能との関連が指摘されるようになった。ラピッドサイクラーとは，1979年にDunnerら[10]が命名したもので，1年のうちに躁あるいはうつの病相を4回以上繰り返すものを指す。この当時から，Choら[11]はラピッドサイクラーの甲状腺機能に異常がある可能性を示唆していた。Cowdryら[47]は，リチウムを内服している双極性障害の患者をラピッドサイクラーとノンラピッドサイクラーの2群にわけ，おのおのの甲状腺機能を調べた。その結果，甲状腺機能低下症がラピッドサイクラーの50.7%に認められ，ノンラピッドサイクラーには甲状腺機能低下症は認められなかった。また，TSHの上昇が，ラピッドサイクラーの92%にみられた。また，Bauerら[12]は，30例のラピッドサイクラーについて，甲状腺機能低下症の頻度と重症度を検討した。その結果，30例のうち7例がgrade I，8例がgrade II，3例がgrade IIIの甲状腺機能低下症を示した。甲状腺機能低下症の合併率は，リチウムを服用している一般の双極性障害の患者に比べて，有意に頻度が低く，しかもラピッドサイクラーの中でリチウムを服用しているのは63%に過ぎなかった。よって，リチウムの内服がラピッドサイクラーの甲状腺機能低下の原因であるという説明は否定された。これらの一連の研究から，甲状腺機能の低下はラピッドサイクラーにいたる危険因子と考えられ，ラピッドサイクラー化に先立って中枢神経における甲状腺ホルモンの欠乏が起きるという仮説が成立する。このような仮説から，難治性うつ病のひとつであるラピッドサイクラーの治療において，甲状腺ホルモンの有用性が期待され，種々試みられている。

以下の稿では，まずうつ病と甲状腺機能の関連について言及し，その上で治療抵抗性うつ病における甲状腺ホルモンを利用した増強療法について述べ，その後ラピッドサイクラーの甲状腺ホルモンを利用した治療についても簡単に触れたい。

(1) うつ病と甲状腺機能

　甲状腺ホルモンには triiodothyronine（T3）と thyroxine（T4）がある。T3 が活性型であり，おもに末梢において活性を発揮する。甲状腺ホルモンを変換する酵素 deiodonase には，type I から type III の 3 種類があり，type I は末梢のみに存在して T4 から T3 への変換を司る。Type II と type III は脳内に分布し，type II は脳内における T3 産生を増やし，type III は脳内の T3 を減少させる。甲状腺ホルモンが脳内に入るためには，担体である transthyretin と結合する必要があり，単独では血液脳関門を通過できない。脳内のこのような調節機能は，末梢の甲状腺ホルモン濃度とは独立に機能しており，末梢の甲状腺ホルモンの指標は必ずしも脳内の甲状腺ホルモンの活性を反映しない[13]。

　したがって，甲状腺ホルモンの脳内活性の指標として末梢の指標を用いることには問題がある。しかし，脳内の甲状腺ホルモンの活性を非侵襲的に測定する方法は存在せず，臨床研究においてはこのような不完全な指標であっても他に選択肢がないため用いざるを得ない。前述したように，ほとんどのうつ病の患者では甲状腺機能は正常であるが，一定の割合で甲状腺機能に低下をきたしている患者が存在する。Baumgartner ら[14]によれば，うつ病の患者の甲状腺機能を詳細に検討すると，T4 は正常または一部の患者で増加しており，T3 は正常または一部の患者で低下している。また，抗うつ薬投与によって T4 が減少することを他の報告[15]で示している。Kirkegaard ら[16]も同様の調査結果を報告し，さらに脳脊髄液中の free T3 と free T4 を調べ，free T4 がやや増加していることを示した[17]。うつ病が改善した後は，脳脊髄液中の T4 も正常化したという。このような結果から，うつ病においては T4 から T3 への変換が低下しているのではないかという仮説を考えることができる。

　TSH は，従来直接測定する方法の感度が実用性を持たなかったため，TRH 付加試験による変動幅をみることによる検討がさかんに行われた時期がある。TRH 付加試験で，TRH の頂値から基礎値を引いた値を ⊿TSH と呼ぶ。うつ病の患者では，⊿TSH が低下しているという報告が多い。たとえば，Maes ら[18]は，60 人のうつ病の女性に TRH 付加試験を行い，28％の患者で ⊿TSH の低反応がみられるとし，うつ病の重症度に相関する可能性があるとした。逆に，⊿TSH がうつ病において増加するとの報告もある。古くは Gold ら[1]の指摘があり，野村ら[19]は，うつ病における TRH 付加試験では過小反応のみではなく，過大反応や遅延反応が多くみられると述べている。数年前より高感度の TSH 測定法が開発され，TSH の基礎値を測定することが可能になった。うつ病の患者のほとんどで，末梢の甲状腺ホルモンの測定値は正常であることは前述した。甲状腺ホルモンの値が正常であるにもかかわらず，TSH のみが増加している病態を，subclinical hypothyroidism と呼ぶ。当初，うつ病にはこの subclinical hypothyroidism が多いことが想定された。Sullivan ら[20]によれば，subclinical hypothyroidism が大うつ病の 26％でみられたが，正常対照でも 15％でみられて有意差はなかったという。さらに，Kirkegaard ら[21]

は，うつ病のTSH値は正常範囲内の下限に集中すると述べており，Maesら[22]もメランコリーを伴う患者ではTSHが低く，T4が高いとしている。これらの研究を総括したHenderick[13]は，諸家の知見に一致を見い出すことが難しく，TSHに関する見解を統一することができないと述べている。

このように，subclinical hypothyroidism がうつ病とどのような関連を持つかということについて，現在までのところコンセンサスの一致をみていない。しかし，何らかの関連を持つであろうと考える研究者は今に至るまで多い。Haggerly[23]らは，うつ病の症状には関連しないが生涯罹患率に関連するとし，甲状腺機能正常群の生涯有病率20％に比べて，subclinical hypothyroidism を持つ群は56％と有意に高いと報告した。Howlandら[24]は，三環系抗うつ薬に治療抵抗性を示した患者の甲状腺機能を調べ，TSH値が正常であっても上限に近く，20％で subclinical hypothyroidism を認めたという。subuclinical hypothyroidism はうつ病の診断や症状の指標とはなりえないが，再発率や難治性を予測する危険因子としての期待は残っているわけである。

以上のようなエビデンスから，うつ病の治療において，当然のことながらT3の投与が期待をもたれることになる。ホルモン補充療法を単独で試みた知見については既述したが，T3のみが試みられ，T4やTSHについては試みられていない。これから述べる抗うつ薬との併用による増強療法においても，その主役はT3である。

(2) 抗うつ薬と甲状腺ホルモンの併用

従来，甲状腺機能亢進マウスではイミプラミンの毒性が高まることが知られており[25]，甲状腺ホルモンをイミプラミンに付加して投与することによって，抗うつ効果が増強されることが期待されていた。そのため，イミプラミンに甲状腺ホルモンを付加した場合の治療効果の検討が，初期に行われている。それによれば，プラセボを用いた無作為化二重盲検比較対照試験において，20〜50μg/日のT3の併用によって，イミプラミンの効果発現までの時間が，とくに女性で有意に減少した[7,26〜28]。しかし，これらのどの研究においても，回復した患者数には変わりがない。したがって，少なくともイミプラミンにおけるT3の増強効果は治療効果による回復の立ち上がりまでの時間の短縮にとどまり，治療効果そのものに対する増強は期待できないと考えられていた。甲状腺ホルモン，とくにT3の治療効果増強作用について，小規模な臨床試験から疑義を投げかける報告[29]まであり，抗うつ薬との併用に関するコンセンサスはできていなかった。

その後，三環系抗うつ薬に反応が乏しい治療抵抗性うつ病[8]がクローズアップされるにおよび，このような対象に絞って，甲状腺ホルモンによる抗うつ薬の治療効果の増強について，臨床試験が試みられるようになった。治療抵抗性うつ病に対する甲状腺ホルモン付加療法の無作為化二重盲検比較対照試験は，調べた限りでは4件ある。Gitlinら[30]は，4週間のイミプラミン投与で反応しなかったうつ病患者を2群に分け，T3を25μg

投与する群とプラセボ投与群とし，両者の改善度を比較したところ有意差は認めなかった。Goodwin ら[31]は，イミプラミンあるいはアミトリプチリンに反応しない患者 12 名に二重盲検比較対照試験で T3 を 25〜50μg 投与したところ，9 名にいちじるしい改善を得た。Joffe の 2 件の報告[32,33]のうち，1 つは三環系抗うつ薬に抵抗性のうつ病において T3 と T4 の増強効果を比較したものである。3 週間のうちに T3 投与群が T4 投与群に比べて有意に治療に反応したという。もう 1 つの Joffe の報告は，50 人の患者をリチウム付加群，T3 付加群，プラセボ付加群の 3 群に分けて効果を比較している。リチウム付加，T3 付加の両群ともにプラセボ群より優れていたが，リチウムと T3 の両群間には差は認められなかったという。また，Gitlin の報告を含む 8 件の報告を対象としたメタアナリシスを行った報告[34]では，T3 の付加療法はプラセボと比較して効果が認められている。

このような知見からみる限り，三環系抗うつ薬に抵抗性を示す治療抵抗性うつ病については，T3 の付加による三環系抗うつ薬の治療効果の増強は確実にあると考えてよいだろう。ただ，これらはあくまで三環系抗うつ薬に限った知見であるということに注意しなければならない。SSRI (selective serotonine reuptake inhibitor) の治療効果が T3 によって増強されるかは興味深いテーマであるが，今までのところ実証されているとはいえない。Joffe[35]は，フルオキセチンに T3 を付加することで治療効果の増強を得た 3 例を報告し，SSRI 一般においても T3 の付加療法が治療効果の増強につながる可能性を示唆している。SNRI (serotonine noradrenaline reuptake inhibitor) については，まったくといっていいほどエビデンスがない。今後の検討が待たれるところである。

T4 については，前項で述べたように，末梢における T4 の減少が抑うつ症状の改善と相関するという可能性から，抗うつ薬との併用による効果増強についてもあまり期待されていなかった。しかし，Rudas ら[36]は，治療抵抗性うつ病の患者 9 名に対して高用量の T4 を付加するオープン試験を行い，うち 6 名に治療効果の増強を得たと報告している。この研究で T4 が選択された動機は不明だが，T3 以外の甲状腺ホルモンも治療に利用できる可能性を示唆するものとして興味深い。

このように，実際の臨床では，T3 がもっとも多く用いられているが，乾燥甲状腺末や T4 が用いられることもある。投与量は T3 が 5〜50μg，乾燥甲状腺末が 50〜150 mg，T4 が 50〜150μg であり，この順で効果発現が遅くなり，T3 がもっとも効果発現が早い[4]。概して甲状腺ホルモンの効果発現は早く，2 週間で効果がみられなければ他の治療法に変更するべきだともいわれる[37]。

(3) 甲状腺ホルモンによるラピッドサイクラーの治療

ラピッドサイクラーの治療に甲状腺ホルモンを用いた報告は，1982 年の Stancer ら[38]のものが最初である。Stancer らは，10 例のラピッドサイクラーを対象にレボチロキシ

ン（L-T4）を投与し，そのうち女性患者5例が寛解に至ったことを報告した。Leibow[39]もラピッドサイクラーの症例にL-T4が有用であった症例を報告している。これらの報告は，いずれもラピッドサイクラーに対してT4を単剤で用いており，ホルモン補充療法としての色合いが濃い。いずれもラピッドサイクラー化に甲状腺機能の低下が関与しているとの仮説に基づいていると考えられる。

　T4の投与量については，高用量の投与によってラピッドサイクラーが寛解したという報告が多い。Bauerら[40]は，難治性のラピッドサイクラーに対して300〜500μg/日という高用量のL-T4を追加投与し，末梢のfreeT4が正常上限の150％以上で初めて効果を示し，正常範囲に下降すると病相が再発するとしている。Extein[41]は，L-T4を300μg/日投与することで寛解を維持している症例を報告し，高用量のL-T4投与を推奨している。これらの報告を踏まえ，ラピッドサイクラーに対するL-T4の効果はホルモン補充療法とはいえず，L-T4そのものの気分安定化作用によるものであるとの意見もある[42]。しかし，このような高用量のT4投与には安全性に疑問がもたれており，山田[43]のアルゴリズムやHurowitzら[44]のガイドラインにおいても優先順位は低く，最後の手段としての位置づけになっている。

　また，数は少ないが，リチウムにT4を併用することに有用性があることを報告している例がある。水間[45]とBommerら[46]は，難治性のラピッドサイクラーにリチウム単剤では寛解を得ることができず，L-T4を50μg/日付加することによって寛解に至った症例を報告している。このような例に対し，寺尾[42]は，リチウム単剤では副作用により甲状腺機能が低下し，患者によっては気分が不安定化するという仮説を提示している。今後の検証を必要とすると思われる。

(4) まとめ

　以上，うつ病と甲状腺機能の関連について述べ，その後に治療抵抗性うつ病とラピッドサイクラーの甲状腺ホルモン療法について，その概略を述べた。治療抵抗性うつ病に対してはT3，ラピッドサイクラーに対してはL-T4の有効性が確認されており，うつ病に対する甲状腺ホルモンの有用性に疑いの余地はない。しかし，その用量や安全性，併用すべき薬剤などについては，まだまだ議論すべき点が多く，十分なコンセンサスが得られているとはいえない。個々の臨床に導入していくあたっては，相応の慎重さを求められる所以である。

文　献

1) Gold MS, Pottash AL, Extein I：Hypothyroidism and depression：evidence from complete

thyroid evaluation. J. Am. Med. Assoc. 245：1919-22, 1981.
2) Fava GA, Somino N, Morphy MA：Major depression associated with endocrine disease. Psychiatr Dev. Winter；5（4）：321-48 1987.
3) Joffe RT, Levitt AJ：The The thyroid and depression In：Thyroid Axis and Psychiatric Illness（ed. by Joffe RT. and Levitt AJ.）195-254 American Psychiatric Press, Washington, DC, 1993.
4) 小森照久：抗うつ薬と甲状腺ホルモンの併用：臨床精神薬理 2：985-992 1999.
5) Stein D, Avni J：Thyroid Hormones in the treatment of affective disorders. Acta Psychiatr Scand. 77（6）：623-36, 1988.
6) Yamaguchi T, Hatotani N, Nomura J, et al：Function of hypothalamo-pituitary thyroid axis in depressed patients. Folia Psychiatr Neurol Jpn 31（2）：173-81, 1977.
7) Wilson IC, Prange AJ, Lara TK, et al：L-triiodothyronine alone and with imipramine in the treatment of depressed women. In：The thyroid Axis, Drugs, and Behavior（ed by Prange AJ）49-62, Raven Press, New York 1974.
8) Thase ME, Rush AJ：Treatment-resistant depression. In：Psychopharmacology：The Fourth Generation of Progress（ed. by Bloom FE and KupferDJ.）1081-1097 Raven Press, New York, 1995.
9) Bauer M, Dopfiner S：Lithium augmentation in treatment-resistant depression：metaanalysis of placebo-controlled studies.：J. Clin. Psychopharmacol., 19 427-434 1999.
10) Dunner DL, Patrick V, Fieve RR：Rapid cycling manic depressive patients：Compr Psychiatry.：561-6. 1977.
11) Cho JT, Bone S, Dunner DL, et al：The effect of lithium treatment on thyroid function in patients with primary affective disorder：Am J Psychiatry. 136（1）：115-6, 1979.
12) Bauer MS, Whynbrow PC, Winokur A：Rapid cycling bipolar affective disorder. Ⅰ. Association with grade Ⅰ hypothyroidism. Arch Gen Psychiatr 47：427-32 1990.
13) Henderick V, Altshuler L, Whybrow P：Psychoneuroendocrinology of mood disorders.：Psychoneuroendocriology 21：277-292 1998.
14) Baumgartner A, Graf KJ, Kurten I, et al：The hypothalamic-pituitary-thyroid axis in psydhiatric patients and healthy subjects：Part 1-4. Psychiatr. Res. 24：271-332 1988.
15) Baumgartner A, Campos-Barros A, Meinhold H：Thyroid hormones and depressive illness：implications for clinical and basic research：Acta Med Austriaca 19 Suppl 1：98-102, 1992.
16) Kirkegaard C, Korner A, Faber J：Increased production of thyroxine and inappropriately elevated serum thyrotropine levels in endogenous depression. Biol. Psychiatr. 27：472-476, 1990.
17) Kirkegaard C, Faber J：Free thyroxine. and 3, 3', 5'-triiodothyronine levels in cerebrospinal fluid in patients with endogenous depression. Acta Endocrinologica 124：166-172, 1991.

18) Maes M, Vandewoude M, Maes L, et al：A revised interpretation of the TRH test results in female depressed patients. Part I ：TSH responses. Effects of severity of illness, thyroid hormones, monoamines, age, sex hormonal, corticosteroid and nutritional state：J Affect Disord. Mar-Jun；16（2-3）：203-13, 1989.

19) 野村純一，岡野禎治，小森照久，他：うつ病とその周辺疾患の臨床内分泌的研究．臨床精神医学 16：517-524, 1987.

20) Sullivan PF, Wilson DA, MulderRT, et al：The hypothalamic-pituitary-thyroid axis in major depression. Acta Psychiatr. Scan., 95：370-378 1997.

21) Kirkegaard C, Faber J：The role of thyroid hormones in depression. Eur. J. Endocirinol. 138：1-9, 1991.

22) Maes M, Meltzer HY, Cosyns P, et al：An evaluation of basal hypothalamic-pituitary-thyroid axis function in depression：results of a large-scaled and controlled study. Psychoneuroendocirinology 18：607-620, 1993.

23) Haggerly JJ, Stern RA, Manson GA, et al：Subcrinical hypothyroidism：a modifiable risk factor for depression? Am. J. Psychiatry, 150：508-510, 1993.

24) Howland RH：Thyroid dysfunction in refractory depression：implications for pathophysiology and treatment. J. Clin. Psychiatry 54：47-54, 1993.

25) Prange AJ, Wilson IC, Rabon AM, et al：Enhancement of imipramine antidepressant effect by thyroid hormone. Am. J. Psychiatry, 126 457-469, 1969.

26) Coppen A, Whybrow PC, Noguera R, et al：The comparative antidepressant value of L-tryptophan and imipramine with and without attempted potentiation by liothyronine. Arch. Gen. Psychiatry 26：234-241, 1972.

27) Whybrow PC, Prange AJ：A hypothesis of thyroid-catecholamine-receptor interaction. Arch. Gen. Psychiatry 38：106-111, 1981.

28) Feighner JP, King LJ, Schuckit MA, et al：Hormone potentiation of imipramine and ECT in primary depression. Am J. Psydhiatry. 128：1230-34, 1972.

29) Steiner M, Radwan M, Elizur A, et al：Failure of L-triiodothyronine（T3）to potentiate tricyclic antidepressant response：Curr. Ther. Res. 23：655-659, 1978.

30) Gitlin MJ, Weiner H, Fairbanks L, et al：Failure of T3 to potentiate tricyclic antidepressant response：J. Affect. Disord., 13：267-272, 1987.

31) Goodwin FK, Prange AJ, Post RM, et al：Potentiation of antidepressant effects by L-triiodothyronine in tricyclic non-responders. Am. J. Psychiatry. 139：34-38, 1982.

32) Joffe RT, Singer W：A comparison of triiodothyronine and thyroxine in the potentiation of tricyclic antidepressants. Psychol. Res. 32：241-251, 1990.

33) Joffe RT, Singer W, Levitt AJ, et al：A placebo-controlled comparison of lithium and triiodo-

thyronine augmentation of tricyclic antidepressants in unipolar refractory depression. Arch. Gen. Psychiatr. 50：387-393, 1993.

34) Aronson R, Offman HJ, Joffe RT, et al：Triiodothyronine in the treatment of refractory depression：a meta-analysis. Arch. Gen. Psychiatr. 53：842-848, 1996.

35) Joffe RT：Triiodothyronine potentiation of fluoxetine in depressed patients：Can. J. Psychiatr, 37：48-50, 1992.

36) Rudas S, Schmitz M, Pichler P, et al：Treatment of refractory chronic depression and dysthymia with high-dose thyroxine. Biol. Psychiar. 45：229-233, 1999.

37) Extein IL, Gold MS：Thyroid hormone potentiation of tricyclic antidepressants. In（ed. by Extein IL）29-48, American Psychiatric Press, Washington DC, 1989.

38) Stancer HC, Persad E：Treatment of intractable rapid-cycling manic-depressive disorder with levothyroxine. Arch. Gen. Psychiar. 39：311-12, 1982.

39) Leibow D：L-thyroxine for rapid cycling bipolar illness. Am J Psychiatr. 140：1255, 1983.

40) Bauer MS, Whybrow PC：Rapid cycling bipolar affective disorder. Ⅱ．Treatment of refractory rapid cycling with high-dose levothyroxine：A preliminary study. Arch. Gen. Psychiatr. 47：435-440, 1990.

41) Extein IL：High doses of levothyroxine for rapid cycling. Am J Psychiatr. 31：729-734, 1992.

42) 寺尾岳：ラピッドサイクラー：精神科治療学 17（増）；146-150，2002．

43) Yamada K：Algorism for the treatment of rapid cycling：Psychiatry Clin Neurosci. Oct；53 Suppl：S73-5, 1999.

44) Hurowitz GI, Liebowitz MR：Antidepressant-induced rapid cycling：Six case reports：J Clin Psychopharmacol, 13：52-56, 1993.

45) 水間日香里，中村純，中沢洋一：晩発性 rapid cycler の一例．精神科治療学 6：1405-1412, 1991．

46) Bommer M, Naber D：Subclinical hypothyroidism in recurrent mania. Biol. Psychiatr. 31：729-734, 1992.

47) Cowdry RW, Wehr TA, Zis AP, et al：Thyroid abnormalities associated with rapid cycling bipolar illness. Arch. Gen. Psychiatry, 40：414-420, 1983.

〔桑原達郎〕

4．難治性うつ病における抗てんかん薬の役割

(1) 本稿のポイント

抗てんかん薬であるバルプロ酸ナトリウム（VPA），カルバマゼピン（CBZ）の気分障

害に対する有効性は広く知られており，米国精神医学会の治療ガイドラインにおいても双極性障害の主要な治療薬として位置づけられている[1]。新規の抗てんかん薬である ラモトリジン，ガバペンチン，トピラメートなどの有効性も欧米では相次いで報告されており，抗てんかん薬は双極性障害の治療に対して重要な役割を担うようになってきている[2~8]。躁病相の治療のみならず，躁うつの病相抑制に対しても有効であると指摘されており，さらに，双極性障害のうつ病相に対しても一定の効果があることが報告されている。一方，単極性うつ病に対しては，抗てんかん薬はそれほど幅広く使用されておらず，エビデンスにも乏しい。

　ここでは，気分障害に対する使用頻度が増加している抗てんかん薬が，難治性うつ病の治療薬としてはどのように位置づけられているのかをまとめた。他の項で論じられているように，一口に「難治性うつ病」といってもその定義はさまざまであり，「うつ病」が「難治化」する要因も多様である。抗てんかん薬の気分障害に対する文献的な報告は双極性障害に偏っており，薬剤によっては単極性と双極性とで反応が異なる可能性があることも指摘されている。よって，この項では，引用した臨床研究が双極性うつ病 bipolar depressoion に対して抗てんかん薬を投与したのか，単極性うつ病 unipolar depression に対して投与したのかを可能な限り明記して，難治性うつ病に対する抗てんかん薬の有効性について検討した。最低2種類以上の抗うつ薬に対して無効であることが難治性うつ病の必要条件とされることが多いが，抗てんかん薬に関してはその条件を厳密に満たしている研究が少ないことから，この項では「難治性うつ病」の定義をやや広めに設定して文献の検討を行っている。おのおのの文献における対象の定義に関しては，**表10** に記した。また，本書の趣旨に沿うように，その臨床研究のエビデンスの程度，すなわち，臨床研究のデザインが無作為化割付比較対照試験 randomized controlled trial（RCT）なのか，オープン試験 open trial なのか，後方視的な研究 retrospective study なのか，症例報告 case report であるのかなども明記して，「難治性うつ病」に対する「抗てんかん薬」有効性についてまとめた。なお，MEDLINE（1985-2005）を用いて，anticonvulsant, valproate, carbamazepine, lamotrigine と refractory depression, treatment-resistant depression, augmentation depression の key word をおのおの掛け合わせて文献検索を施行した結果のなかから，難治性うつ病についての研究を選択してまとめた。

(2) 抗てんかん薬の気分障害に対する適応

　2005年8月の時点で，本邦において気分障害に対して承認されている抗てんかん薬は，バルプロ酸とカルバマゼピンの2剤のみであり，両薬剤とも躁病もしくは躁うつ病の躁状態に対する適応となっている。故に，単極性・双極性にかかわらず，うつ状態に抗てんかん薬を使用することは適応外投与になるので注意が必要である。上記2剤に加えて，文献上，気分障害に対する報告が存在するのは，クロナゼパム，ゾニサミドと

フェニトイン（本邦では抗てんかん薬としてのみ承認），レベティラセタム，ラモトリジン，トピラメート，チアガビン，ガバペンチンと オキシカバゼピン（本邦では未承認）などである。ここでは，比較的文献数が多い，カルバマゼピン，バルプロ酸，クロナゼパムとラモトリジンをおのおの独立した項とし，それ以外の薬剤をその他の抗てんかん薬として1つにまとめて項立てして検討している。

（3）おのおのの抗てんかん薬の難治性うつ病に対する有効性
ⅰ）カルバマゼピン（CBZ）

カルバマゼピンの気分障害に対する報告は1971年にTakezakiら[9]によって初めてなされており，少数例の非盲検試験によって躁状態に対する有効性が示されている。その後，躁うつ病の治療薬としてリチウム（Li）の代わりに成り得る初めての薬物として，幅広く用いられるようになった。カルバマゼピンは抗躁薬としてのみならず，躁うつの病相を予防する気分安定薬としての効果があるといわれている。リチウムと比較すると，非古典的な双極性障害に対して効果があるとされている[10]。

難治性うつ病に対するカルバマゼピンの有効性について検討した臨床研究は8本存在する（**表10**）が，そのうちRCTは1つだけである。Rybakowskiら[11]は2種類以上の抗うつ薬を投与しても改善しなかったうつ病患者に対して，無作為にリチウム（31例）とカルバマゼピン（28例）を投与して，28日間追跡調査を行った。両薬剤投与前に投与されていた抗うつ薬は，trial開始前と同じ量で継続した。両薬剤投与群において，反応率（リチウム群67.7%，カルバマゼピン群57.1%），寛解率（リチウム群38.7%，カルバマゼピン群32.1%），早期反応率（リチウム群32.3%，カルバマゼピン群28.6%），非反応率（リチウム群32.3%，カルバマゼピン群42.9%）に統計学的な有意差はなく，難治性うつ病に対して，カルバマゼピンによるaugmentationはリチウムと同等の効果があると結論づけている。上記のRCTを除いた7本の報告の内訳は，症例報告が2本[12,13]でオープン試験が5本[14～18]である。これらの報告は総じて，元来から投与されていた抗うつ薬等に付加する形で難治性うつ病に対するカルバマゼピンの有効性を検証している。Ciusaiら[14]はSNRIであるヴェンラファキシンのみでは効果を認めなかった大うつ病障害5名に対して，Steinacherら[15]はSSRIであるシタロプラムのみでは効果を認めなかった大うつ病障害6名に対して，カルバマゼピンを追加投与することによって，症状が改善したと報告している。また，カルバマゼピンは肝臓で代謝酵素を誘導するため，併用されている抗うつ薬の血中濃度に影響を与えていることが触れられている[13～15]が，抗うつ効果との関係については述べられていない。

投与方法としては，初回投与量を200～400 mg/日とし，600 mg～1200 mg/日まで漸増する。代謝酵素の誘導により，カルバマゼピン自身の代謝にも影響を与えるため，血中濃度をモニターしつつ適宜増量していくことが必要である。難治性うつ病に対するカル

表 10 難治性うつ病に対する抗てんかん薬の有効性を検討した研究

研究, 発表年	対象	研究デザイン	投与方法	おもな結果
Carbamazepine（CBZ）				
Ciusani E ら 2004	venlafaxine が無効であった 5 名	open trial	venlafaxine 195±52 mg/d に CBZ 360±89 mg/d を追加投与	venlafaxine＋CBZ 群＞venlafaxine 群
Steincher L ら 2002	citalopram が無効であった 6 名	open trial	citalopram 40-60 mg/d に CBZ 200-400 mg/d を追加投与	MADRAS が 27.0±7.7 点→18.8±10.9 点に改善
Rybakowski JK ら 1999	2 種類以上の抗うつ薬を十分期間・十分量投与しても無効であった 59 名（Li＝31, CBZ＝29）, UP, BP 両方含む	RCT	Li と CBZ を無作為に割り付け, Li 500-1500 mg/d, 0.5-0.8 mEq/l, CBZ 400-800 mg/d, 4-8μg/ml	Li：67.7%が改善 CBZ：57.1%が改善
Pazzaglia PJ ら 1998	nimodipine が無効な気分障害の 14 名：3UP, 5BP I, 6BP II	open trial	CBZ 平均 793 mg/d, 7.6μg/ml を nimodipine に投与	nimodipine＋CBZ：29%が改善 UP：33%, BP I：40%, BP II：17%
Ohtani K ら 1996	trazodone が無効であった 3 名：3UP	case report	CBZ 400 mg/d 追加投与	100%が改善
Varney NR et al. 1993	1 種類以上の TCA が無効であった 13 名	open trial	CBZ 600-800 mg/d, 8-12μg/mL	85%が中等度以上に改善
De la Fuente JM ら 1992	2 種類以上の抗うつ薬が無効なうつ病の 1 例	case report	CBZ 600 mg/d を追加投与	44%が中等度以上の改善
Cullen M ら 1991	少なくとも 1 種類以上の TCA が無効であった難治性うつ病：13UP, 3BP	open trial	CBZ 300-1200 mg/d を追加投与	UP：38%, BP：66%
Clonazepam				
Morishita ら 2002	2 種類以上の抗うつ薬（TCA を含む）を十分量・十分期間投与, 中等度以上の遷延した 38 名：19UP, 19BP	open trial	clonazepam 3.0 mg/d を追加投与	UP：84.2%が改善 BP：10.5%が改善
Morishita ら 2002	抗うつ薬投与により HRSD10-15 点に改善した 100 例：71UP, 29BP	retrospective study	clonazepam 3.0 mg/d もしくは 0.5-1.5 mg/s を追加投与	UP：60.6%, BP：17.2%が改善 1.5 mg/d 以 下：30.2%, 3.0 mg/d：78.4%が改善
Morishita ら 1999	遷延して経過したうつ病 69 名	open trial	clonazepam 3.0 mg/d もしくは 0.5-1.5 mg/s を追加投与	1.5 mg/d 以下＜3.0 mg/d
Lamotrigine				
Mannin JS ら 2005	遷延性・再燃性のうつ病 24 名：6 UP, 18BP II	open trial	lamotrigine 181.25±41.2 mg/d（100-250 mg/d）を追加投与	70%が GAF70%以上に改善
Barbosa L ら 2003	1 種類以上の抗うつ薬が無効であった 23 名：15UP, 8BP II	RCT	fluoxetine 20 mg/d＋lamotrigine（n＝13）25-100 mg/d, placebo（n＝10）	lamtorigine：84.62%が改善 placebo：30%が改善
Rocha FL ら 2003	1 種類以上の抗うつ薬が無効であった 25 名：25UP	retrospective study	lamtorigine 155±64.5 mg/d（25-300 mg/d）を追加投与	66%が改善
Barbee JG ら 2002	2 種類以上の抗うつ薬が無効であった 37 例：37UP	retrospective study	lamotrigine 113.33±93.48 mg/d を追加投与	40.5%が著明に改善, 21.6%が中等度以上改善
Kusumakar V ら 1997	divalproex sodium（＋抗うつ薬, Li）が無効であった 22 名：22BP	open trial	divalproex sodium と併用	72%が改善
Gabapentin				
Yasmin S ら 2002	抗うつ薬投与が無効であった 27 名	retrospective study	gabapentin 904±445 mg/d（300-1800 mg/d）追加投与	37%が改善

UP：Unipolar Depression, BP：Bipolar Depression, BP I：Bipolar I, BP II：Bipolar II, TCA：Tricyclic Antidepressant, Li：Lithium, CBZ：Carbamazepine, HRSD：Hamilton Rating Scale for Depression, MADRAS：Montgomery Asberg Depression Rating Scale, GAF：the Global Assessment of Functioning Scale, RCT：Randomized Controlled trial

バマゼピンの有効血中濃度についての報告は存在しないが，てんかんにおける有効域である 5〜9 μg/ml を目安とするのが一般的であると思われる。副作用は意外に多く認められ，重篤なものとして皮疹がある。重症化すると Stevens-Johnson 症候群となり，一命に関わるため注意が必要である。その他，肝障害，顆粒球減少，眠気，ふらつきなどが生じることがある。また，併用した場合に他の薬剤の血中濃度を下げることがある。催奇形性があることも報告されており，妊婦には投与禁忌である。

ⅱ）バルプロ酸

バルプロ酸は 1882 年に初めて合成されたが，抗てんかん薬として使用されるようになったのは 1960 年代になってからである[19]。また，Lambert ら[20]，1966 年に初めて気分障害にバルプロ酸が有効であることを報告した。躁状態に対する有効性はいくつかの RCT によって示されており[21,22]，とくに，躁状態に抑うつ症状が混合していたり，先行する多数の躁うつ病相が存在したりする場合はリチウムより有効性が高いとされている[22]。1980 年代に米国で急速に普及し，いまや欧米では双極性障害の治療薬としてリチウムを凌ぐほどの勢いである[20]。

しかしながら，難治性うつ病に焦点をあてて，バルプロ酸の有効性を検討した報告は存在しない。というよりは，「難治性」に限らず，うつ病に対する有効性を示した研究も前述のように少数しかない。そのため，ここでは難治性に限定せず，うつ病に対するバルプロ酸の有効性について検討した代表的な研究を紹介する。Davis ら[23]は，25 人の双極Ⅰ型うつ病に対して，8 週間の RCT を施行した。バルプロ酸群はプラセボ群と比較して，うつ病評価尺度の Hamilton Rating Scale for Depression が有意に改善を示した（p＝0.0002）としている。Sachs ら[24]は，大うつ病エピソードの BipolarⅠ，BipolarⅡに対して，プラセボとの二重盲検によるパイロット試験を 8 週間施行した。バルプロ酸群は 43% が改善を示し，プラセボ群は 27% が改善を示したが，統計学的には有意差を認めなかった（p＝0.35）。その他の報告として，バルプロ酸のみではそれほど抗うつ効果があるとはいえないが，リチウムと併用することで抗うつ効果が増強することが最近の二重盲検比較対照試験で示されている[25]。

投与方法は，初回投与量を 200〜300 mg/日として，800 mg〜1200 mg/日まで徐々に増量する。米国で推奨されている躁状態における有効血中濃度は 50〜125 μg/ml であるが，抑うつ状態では副作用が出やすいため減量が必要であると報告されている[26]。難治性うつ病の治療における血中濃度と有効性の関係は明らかでない。本剤は，リチウム，カルバマゼピンと比較して副作用が少ないが，投与初期に肝障害，高アンモニア血症を呈することがあるため，投与後の肝機能検査と，場合によっては血中アンモニア濃度測定が必要である。その他，眠気や消化器症状がみられる。本剤も催奇形性を有するため妊婦に対する投与は禁忌である。カルバマゼピンと併用することによりバルプロ酸ナトリウムの血中濃度が低下するが，逆に，バルプロ酸は代謝酵素を阻害するためカルバマ

ゼピンやラモトリジンなどの血中濃度を上げる可能性がある。

iii）クロナゼパム

　クロナゼパムはベンゾジアゼピン系に属する薬物であるが，強い抗けいれん作用をもつため，米国では1976年より，日本では1981年より抗てんかん薬として使用されている。また，分裂感情障害[27]，躁状態[28]，うつ状態[29]，躁うつ混合状態[30]，パニック障害[31]，パラフレニア[32]，アカシジア[33]など，さまざまな精神疾患や精神症状に有効であることが報告されている。

　上述のように，クロナゼパムの精神疾患への有効性の報告は多岐に渡っている。しかしながら，難治性うつ病について限定すると，その有効性について検討しているのは森下らの3本の報告だけである。またその報告も厳密な意味では「難治性うつ病」というよりは，抗うつ薬によりある程度は改善したが，軽度から中程度うつ症状が残存した「遷延したうつ病」に対して，クロナゼパムを付加してその効果を検討している。ここでは，その報告を紹介する。森下らの研究のうち2本がオープン試験で，1本が後方視的な研究である。69名の遷延したうつ病に対して，クロナゼパムを投与して4週間追跡調査をしたところ，投与量3.0 mg/日で著明に症状が改善したが，1.5 mg/日以下ではあまり改善を示さなかった。その効果の発現は2週間以内であり，一般的な抗うつ薬によるものと比較してすみやかな改善であったとしている[33]。また，単極性うつ病と双極性うつ病とに分けて検討した別の研究において，興味深い結果を呈示している。19名の単極性うつ病と19名の双極性うつ病に対して，クロナゼパムを3.0 mg/日投与して4週間の追跡調査を施行したところ，単極性うつ病においては84.2％が反応を示したが（ハミルトンのうつ病評価尺度が80％以上減少），双極性うつ病においては10.5％の症例しか改善を示さなかった。故に，クロナゼパムは単極性のうつ病の遷延した状態に対して，抗うつ効果を示すと結論づけている[34]。さらに，森下は，後方視的な研究ではあるものの，100症例もの遷延したうつ病に対して，クロナゼパムの追加投与の有効性について詳細に検討している。そこでも，1.5 mg/日以下よりも3.0 mg/日のほうが効果があったことと，双極性うつ病より単極性うつ病に対して効果があったことを示している。さらに，クロナゼパム継続中の再発率は26.6％で，継続中止後の再発率は80.0％であった。これらの結果から，高用量のクロナゼパムは遷延した単極性うつ病治療の選択肢の1つになると考えられ，継続投与によりうつ病の再発もある程度予防できる可能性があると結論づけている[35]。

　上述のように，クロナゼパムの投与量は少なくとも3.0 mg/日以上が望ましいとしており，効果の発現は比較的すみやかである場合がほとんどであるため，約4週間投与しても効果が得られない場合に中止すれば，無意味な長期投与は避けられるとしている。副作用としてはふらつき，運動失調や過活動・焦燥感・攻撃性などによって特徴づけられる行動変化などがあることが知られている。また，長期服用により効果が減弱する可

能性や依存を生じる可能性がある。

iv）ラモトリジン

　ラモトリジンは，海外では部分てんかんやレノックス・ガストー症候群の治療薬として知られ，ナトリウムチャネルを抑制し，グルタミン酸の遊離抑制などの薬理作用を有する[36]。本剤は，気分障害のなかでも，とくに，双極性障害のうつ病相急性期に対する有効性とうつ病相の予防効果を有することが確認され，2003年には米国で双極性障害の維持療法の適応を受けている。また，ラピッドサイクラーを含む治療抵抗性双極性障害に対する効果も期待されている[8]。本邦では未承認の薬剤であるが，海外では気分障害に対するエビデンスが近年蓄積されている薬剤である。

　ラモトリジンの難治性うつ病に対する有効性を示した報告は5本存在する。Barbosaら[37]は，少なくとも1種類以上の抗うつ薬が無効であった大うつ病エピソードの23例に対して，ラモトリジンの有効性を検討した。フルオキセチン20 mg/日に併用して，ラモトリジン25 mg/日〜100 mg/日（N=13）とプラセボ（N=10）を無作為に割り付けて，6週間追跡調査を行ったところ，ラモトリジン群においてClinical Global Impression-Severity of Illness scoresは有意に改善を示した（ラモトリジン2.15±1.28，プラセボ3.44±1.17；p=0.0308）。大うつ病エピソード23例のうち，双極Ⅱ型障害が8例で，大うつ病性障害が15例であった。また，Manningら[38]は，慢性的に経過しているかもしくは反復性に経過しており，研究開始時には大うつ病エピソードを呈している女性の24例に対してラモトリジンを投与した。DSM-Ⅳにおいて，3例が再発性うつ病，2例が気分変調性障害，19例が双極性Ⅱ型障害と診断されていた。8例がラモトリジン単剤で治療され，16例が抗うつ薬とラモトリジンの併用治療が行われた。1例は副作用のため投与中止となったが，残りの23例のうち70％がGlobal Assessment of Functioning（GAF）において70点以上に改善し，52％がGAF 80点以上に改善したうえに，2ヵ月以上効果が持続した。種々の抗うつ薬や気分安定薬投与にて反復性に経過している難治性うつ病に対して，ラモトリジンは有効であると結論づけている。さらに，**表10**に示したように，Rochaら[39]と，Barbeeら[40]は単極性うつ病に対する有効性を，Kusumakarら[41]は双極性うつ病に対する有効性を示しており，これらの報告からすると，ラモトリジンは単極性・双極性に関わらず難治性うつ病に対して有効であり，とくに，反復性の経過するものに対する効果が高い可能性がある。

　ラモトリジンの難治性うつ病に限定した投与方法の見解は一致していないため，てんかん・気分障害一般で勧められている投与方法を紹介する。重篤な皮疹の出現頻度を減らすために，漸増法を用いることが重要である[7]。最初の2週間は25 mg/日で開始し，次の2週間で50 mg/日に増量して，以降50 mg/日の増量を基本とする。通常200〜400 mgで反応がみられ，推奨される最大量は500 mg/日である。副作用としては，カルバマゼピンと同様にStevens-Johnson症候群が生じることがあり，皮疹には注意が必要であ

る。その他，頭痛，吐気，感染，めまい，眠気などの副作用が出現することがあるが，プラセボ群と有意な差はなかったとされている[42]。

v) その他の抗てんかん薬

上記の4剤以外に，気分障害に対する有効性が報告されている抗てんかん薬は，トピラメート，レベティラセタム，ガバペンチン，オキシカバゼピン，ゾニサミド，フェニトイン，チアガビンであるが，いずれの薬剤に関しても，小規模の比較試験やオープン試験程度の研究しか存在しない。また，その研究も，ラピッドサイクラーや双極性障害の躁病相に対する有効性の報告が大多数である。難治性うつ病に対する効果を検証しているのはYasmin[42]らにのよるガバペンチンのみ（表10）であり，その結果もそれほど著明な改善があったわけではない。難治性うつ病に対するこれらの新規抗てんかん薬の有効性に関しては，これからの研究課題であると思われる。

vi) 各薬剤の難治性うつ病に対する有効性の比較・検討

抗てんかん薬同士の無作為化比較対照試験を施行した研究は存在しないため，抗てんかん薬同士の有効性を比較することは困難である。故に，エビデンスに基づいた考察とは言い難いが，上記文献を参考にして，おのおのの抗てんかん薬の難治性うつ病に対する役割や治療上の特質をまとめた。

抗てんかん薬のなかで，双極性うつ病，単極性うつ病ともに効果があることが示されているのは，カルバマゼピンとラモトリジンである。カルバマゼピンは他の薬剤との併用で効果を示すことが多いが，代謝酵素阻害作用が強いことから，他の薬剤の血中濃度を変化させる可能性があり注意が必要である。ラモトリジンは単剤・併用ともに難治性うつ病に対する効果を示した報告が存在する。とくに，反復性に経過する難治性うつ病に対して有効であるとの報告もあり[35]，DSM-IVにおいては単極性うつ病と診断されるものの，広義には双極スペクトラムに属する気分障害に対して，より有効性が高い可能性がある。一方，クロナゼパムは双極性うつ病よりも単極性うつ病に対して有効である可能性が指摘されている。また，難治性というよりは，抗うつ薬にある程度反応を示したが，中等度〜軽度の抑うつ症状が残存して経過している遷延性のうつ病に対してaugmentation効果があることが示されているといえよう。上記3剤以外の抗てんかん薬に関しては，難治性うつ病に限定するとその効果を実証している研究は存在しない。

(4) 双極スペクトラムと抗てんかん薬

上記のように，抗てんかん薬の難治性うつ病に対する有効性を検討した報告は限られており，現時点では，そのエビデンスが十分に確立しているとは言い難い。しかしながら，難治性うつ病に限定せずに気分障害全般に視点を広げると抗てんかん薬の有効性の報告は，近年になっていちじるしく増加している。とくに，双極性障害に対しては，全病相において治療の主翼を担いつつあるといっても過言でない。

おのおのの抗てんかん薬の双極性障害に対する有効性の報告を簡単に紹介する。バルプロ酸とカルバマゼピンは，リチウムと比較して幅広い治療効果があるといわれており，非古典的な双極性障害に対してとくに有効であるとされている[7]。躁病相の急性期に対する有効性や躁病相の予防効果は十分に確立されているものの，うつ病相急性期やうつ病相の病相抑制作用に関する効果を検証したものはそれほど多くない。レベティラセタム，オキシカバゼピン，フェニトインとゾニサミドも，十分なエビデンスは存在しないが，躁病相に対して有効である可能性が指摘されている。一方，ラモトリジンは双極性障害のうつ病相急性期に効果があるとされており，また，うつ病相，躁病相の予防効果があることが示されている。難治性のラピッドサイクラーに対しても有効であることが報告されている[7]。ガバペンチンは双極性障害の中核症状に対する効果というよりは，双極性障害に併発した不安症状（パニック障害，社会恐怖）などに効果があることが報告されている。また，ガバペンチンとトピラメートは併発したアルコール依存症に有効であるとされており，さらに，トピラメートは併発した偏頭痛や摂食障害に対して有効であることも報告されている。

　双極性うつ病は，おおむね重症でメランコリー型が多く，うつ病相は長引き，慢性化し，難治性うつ病と同義的になることが多いとの指摘もある[43]。こういった点からすると，双極性うつ病の治療は難治性うつ病の治療と重なる部分が多い。また，双極性うつ病に対する抗うつ薬の使用に関しては，賛否両論の見解がある。抗うつ薬により病相が頻発化したり，躁転あるいは混合状態へ移行して難治化する可能性があることもその治療を難しくしている要因のひとつである[44]。

　Akiskal は[45]双極性障害の概念を拡大し，薬剤性に惹起された軽躁とうつ病や循環気質者，発揚気質者（hyperthymic temperament）のうつ病などを soft bipolar spectrum に含める考え方を提唱している。また，Dayer ら[46]は混合状態の定義の拡大を提唱しており，躁病エピソード・大うつ病エピソードのどちらか一方を部分的にしか満たさなくとも，不機嫌症候群（dysphoric syndrome）がある場合は混合状態とした方がよいとしている。従来の診断基準では単極性うつ病とされていたもののうち，実に50％以上がこれらの広義の双極スペクトラムに含まれるともいわれている[45]。Soft bipolar spectrum や混合状態は典型的な双極性障害と同様に，抗うつ薬に対する反応が悪く，さらに，抗うつ薬の投与により難治化する可能性が指摘されている。一方，バルプロ酸，カルバマゼピンやラモトリジンなどの抗てんかん薬は，これらの非典型的な双極スペクトラムの病態に対してリチウムより有効であるといわれている。

　鈴木ら[47]は，抗うつ薬を中止して，バルプロ酸を中心とした薬物治療にしたところ，反復・遷延していた双極性うつ病が寛解した症例を報告している。その他にも，抗うつ薬が双極性障害の縦断的経過に悪影響を与えることについては多くの指摘がなされている[48,49]。これらのことから考えると，抗うつ薬に対する反応が悪いことが定義とされて

いる「難治性うつ病」の治療においては，双極性スペクトラムの観点から診断を検証したうえで，抗てんかん薬を中心に薬物治療を組み立てなおすことによって「難治化」を脱することができる症例もあるといえる。

(5) まとめ

本稿では難治性うつ病における抗てんかん薬の役割について概観した。また，難治性うつ病を双極スペクトラムの観点から捉えなおすと，今まで以上に抗てんかん薬が難治性うつ病の治療に貢献できる可能性があることについて述べた。現在，本邦で使用可能な抗てんかん薬は限られており，また，気分障害に対する適応はさらに制限されている。難治性の気分障害治療の選択の幅が広がるよう，適応疾患の拡大と新規の抗てんかん薬の導入が望まれる。

文　献

1) American Psychiatric Association：Practice guideline for the treatment of patients with bipolar disorder (revision). Am J Psychiatry. 159 (suppl 4)：1-50, 2002.
2) Dietrich DE, Emrich HM：The use of anticonvulsants to augment antidepressant medication. J Clin Psychiatry. 59 (suppl 5)：51-58, 1998.
3) Ghaemi SN, Gaughan S：Novel anticonvulsants：a new generation of mood stabilizers?. Harvard Rev Psychiatry. 8：1-7, 2000.
4) Gilmer WS：Anticonvulsants in the treatment of mood disorders：assessing current and future roles. Expert Opin Pharmacother. 2 (10)：1597-1608, 2001.
5) Yatham LN, Kusumakar V, Calabrese JR, et al：Third generation anticonvulsants in bipolar disorder：a review of efficacy and summary of clinical recommendation. J Clin Psychiatry. 63 (4)：275-283, 2002.
6) Evins AE：Efficacy of newer anticonvulsant medications in bipolar spectrum mood disorders. J Clin Psychiatry. 64 (suppl 8)：9-14, 2003.
7) Wang PW, Ketter TA, Becker OV, et al：New anticonvulsant medication use in bipolar disorder. CNS Spectrums. 8 (12)：930-932, 941-937, 2003.
8) 久住一郎，小山司：新たなムードスタビライザー．臨床精神薬理．8：317-323, 2005.
9) Takezaki H, Hanaoka M：The use of carbamazepine in the control of manic-depressive psychosis and other psychotic states. Clin Psychiatry. 13：173-183, 1978.
10) Greil W, Kleindienst N, Erazo N, et al：Differential response to lithium and carbamazepine in the prophylaxis of bipolar disorder. J Clin Psychophamacol. 18：455-460, 1998.

11) Rybakowski JK, Suwalska A, Chlopocka-Wozniakk M：Potentiation of antidepressants with lithium or carbamazepine in treatment-resistant depression. Neuropsychobiology. 40（3）：134-9, 1999.

12) De la Fnente JM, Mendlewicz J：Carbamazepine addition in tricyclic antidepressant-resistant unipolar depression. Biol Psychiatry. 32（4）：369-74, 1992.

13) Otani K, Yasui N, Kaneko S, et al：Carbamazepine augmentation therapy in three patients with trazodone-resisant unipolar depression. Int Clin Psychopharmacol. 11（1）：55-7, 1996.

14) Ciusani E, Zullino DF, Eap CB, et al：Combination therapy with venlafaxione and carbamazepine in depressive patients not respoding to venlafaxine：pharmacokinetic and clinical aspects. J Psychopharmacol. 18（4）：559-66, 2004.

15) Steinacher L, Wandel P, Zullino DF, et al：Carbamazepine augmentation on depressive patients non-responding to citalopram：a pharmacokinetic and clinical pilot study. Eur Neuropsychopharmacol. 12（3）：255-60, 2002.

16) Pazzaglia PJ, Post RM, Ketter TA, et al：Nimodipine monotherapy and carbamazepine augmentation in patients with refractory recurrent affective illness. J Clin Psychopharmacol. 18（5）：404-13, 1998.

17) Varney NR, Garvey MJ, Cook BJ, et al：Identification of treatment-resistant depressives who respond favorable to carbamazepine. Ann Clin Psychiatry. 5（2）：117-22, 1993.

18) Cullen M, Mitchell P, Brodaty H, et al：Carbamazepine for treatment-resistant melancholia. J Clin Psychiatry. 52：472-6, 1991.

19) West SC, Keck PE, Mcelroy SL：Valproate. IN：Mania：Clinical and Research Perspectives. Goodnick PJ（Ed.）, American Psychiatric Press, Inc., Washington, DC, USA：301-317, 1998.

20) Lambert PA, Cavaz G, Borsellis, et al：Action neuropsychotrop d'un nouvel antiepileptiaqu：le Depamide. Ann. Med. Psychol. 1：707-710, 1966.

21) Pope HG Jr, McElroy SL, Keck PE Jr, et al：Valproate in the treatment of acute mania：a placebo-controlled study. Arch Gen Psychiatry. 48：62-68 ［A］, 1991.

22) Bowden CL, Brugger AM, Swann AC, et al（Depakote Mania Study Group）：Efficacy of divalproex vs lithium and placebo in the treatment of mania. JAMA. 271：918-924 ［A］, 1994.

23) Davis LL, Bartolucci A, Petty Frederick：Divalprex in the treatment of bipolar depression：A placebo-controlled study. J Affect Disord. 85：259-266, 2005.

24) Sachs G, Altshuler LL, Ketter TA, et al：Divalproex versus placebo for the treatment of bipolar depression. Presented at the 40th annual meeting of the American College of Neropsychopharmacology：December 9-13：Waikoloa, Hawaii, 2001.

25) Young LT, Joffe RT, Robb JC, et al：Double-blind comparison of addition of a second mood stabilizer versus an antidepressant to an initial mood stabilizer for treatment of patients with

bipolar depression. Am J Psychiatry, 157; 124-126, 2000.

26) Bowden CL, Janicak PG, Orsulak P, et al：Relation of serum valproate concentration to response in mania. Am J Psychiatry, 153; 765-770, 1996.

27) Lechin F, Dijis B and Gomez F：Pharmacomanometric studies of colonic motility as a guide to the chemotherapy of schizophrenia. J Clin Pharmacol. 20：664-671, 1980.

28) Chouinard G, Young SN and Annable L：Antimanic effect of clonazepam. Biol Psychiatry. 47：49-50, 1983.

29) Jones BD and Chouinard G：Clonazepam in the treatment of recurrent symptoms of depression and anxiety in a patient with systemic lupus erythematosus. Am J Psychiatry. 142：354-355, 1985.

30) Adler LW：Mixed bipolar disorder responsive to lithium and clonazepam. J Clin Psychiatry. 47：49-50, 1986.

31) Tasar GE, Rosenbaum JF, Pollack MH, et al：Double-blind, placebo-controlled comparison of clonazepam and alprazolam for panic disorder. J Clin Psychiatry. 52：69-76, 1991.

32) Morishita S, Aoki S, Watanabe S：Clonazepam as a therapeutics adjunct to improve the management of psychiatric disorders. Psychiatry Clin Neurosci. 52：75-78, 1998.

33) Morishita S, Aoki S：Clonazepam in the treatment of prolonged depression. J Affect Disord. 53（3）：275-8, 1999.

34) Morishita S, Aoki S：Clonazepam augmentation of antidepressants：does it distinguish unipolar from bipolar depression? J Affect Disord. 71：217-220, 2002.

35) 森下茂：遷延性うつ病に対するclonazepamの追加投与：100症例の臨床的検討．日本神経精神薬学雑誌．22：97-101, 2002.

36) Stahl SM：Essential Psychopharmacology Neuroscientific Basis and Practical Applications. 仙波純一訳：精神薬理学エッセンシャルズ神経科学的基礎と応用第2版．メディカル・サイエンス・インターナショナル，2002．

37) Barbosa L, Berk M, Vorster M：A double-blind randomized, placebo-controlled trial of augmentation with lamotrigine or placebo in patients concomitantly treated with fluoxetine for resistant majior depressive episodes. J Clin Psychiatry. 64（4）：403-7, 2003.

38) Manning JS, Haykal RF, Connor PD, et al：Sustained remission with lamotrigine augmentation or monotherapy in female resistant depressives with mixed cyclothymic-dysthymic temperament. J Affect Disord. 84（2-3）：259-66, 2005.

39) Rocha FL, Hara C：Lamotrigine augmentation in unipolar depression. Int Clin Psychopharmacol. 18（2）：97-9, 2003.

40) Barbee JG, Jamhour NJ：Lamotrigine as an augmentation agent in treatment-resistant depression. J Clin Psychiatry. 63（8）：737-41, 2002.

41) Kusumakar V, Yatham LN：An open study of lamotrigine in refractory bipolar depression. Psychiatry Res. 72（2）：145-8, 1997.
42) Yasmin S, Carpenter LL, Leon Z：Adjunctive gabapentin in treatment-resistant depression：a retrospective chart review. J Affect Disord, 84（2-3）, 259-66, 2005.
43) 渡辺昌祐：双極性障害の急性期治療・維持療法・予防．精神科治療学, 17（増刊），103-115, 2003.
44) 鈴木克治, 田中輝明, 小山司：双極性障害の薬物治療戦略．精神科, 4：307-312, 2004.
45) Akiskal HS（広瀬徹也訳）：Soft Bipolarity-A footnote to Kraepelin 100 years later. 臨床精神病理．21：3-11, 2000.
46) Dayer A, Auby JM, Roth L, et al：A theoretical reappraisal of mixed states：dysphoria as a third dimension. Bipolar Disored. 2：316-324, 2000.
47) 鈴木克治, 田中輝明, 増井拓哉, 朝倉聡, 井上猛, 小山司：抗うつ薬中止により社会復帰に至った双極性うつ病の2症例．精神医学．47（3）：297-300, 2005.
48) The Expert Knowledge Systems LLC：The Expert Consensus Guideline Series：Medication Treatment of Bipolar Disorder, 2000.
49) Calabrese JR, Kasper S, Johnson G, et al：International consensus group on bipolar I depression treatment guideline. J Clin Psychiatry. 65：569-579, 2004.

（戸田裕之，野村総一郎）

5．ドパミンアゴニスト

　抗うつ薬の作用機序は，ノルアドレナリン系とセロトニン系を中心に論じられているがドパミン系への作用も示唆されており，この20年ほどでうつ病を対象としたドパミンアゴニストの臨床試験が数々行われている。

(1) うつ病とドパミン

　うつ病患者の脳脊髄液では，ドパミンの代謝物であるホモバニリン酸の濃度が低下しており，ドパミン系の機能低下が以前より指摘されてきた。動物のうつ病モデルを使った実験では，辺縁系におけるドパミンの機能低下が報告されているが最近，Meyerらは PETを用いて，実際にうつ病患者の線条体でドパミントランスポーターに対するbinding potentialが低くなっていることを報告した。これはドパミンの機能低下に起因するダウンレギュレーションが生じていることを示しているという[1]。また，Greschらはラットを用いた研究で，ノルアドレナリン再取り込み阻害薬のデシプラミンを投与すると前頭前野内側において細胞外のノルアドレナリンだけでなくドパミン濃度も増加することを報告している。このとき，おもなドパミン投射部位である，線条体ではドパミン濃度

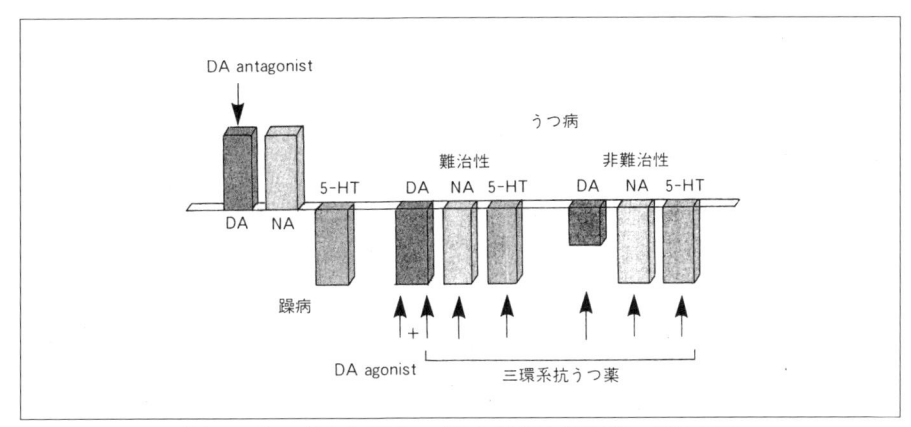

図 4 うつ病の中枢ドーパミン機能と抗躁薬，抗うつ薬
DA：ドーパミン
NA：ノルアドレナリン
5-HT：セロトニン

小山司，井上猛：難治性うつ病に対する治療戦略：村崎光邦，上島国利編，CNS Today 1，睡眠障害・感情障害—基礎から臨床まで—ライフ・サイエンス，東京，p52-57, 1998.

の増加が認められなかった。この機序は明らかでないが，うつ病において前頭葉でもドパミン機能が低下していることが示唆される[2]。

また，三環系抗うつ薬やSSRIに反応しないうつ病にブプロピオンやMAOIが有効であることが少なくないが，これらはドパミンへの作用を持ち合わせている。

こうした知見と，ドパミンアゴニストが難治性うつ病に有効であるという事実から，小山らは，難治性うつ病は非難治性うつ病と比較して，ドパミン機能の低下が顕著であるというモデルを提示している（図4）[3]。

(2) ブロモクリプチン

ブロモクリプチンは，パーキンソン病のほか，薬剤性パーキンソニズム，抗精神病薬による乳汁漏出症などに用いられている。その抗うつ効果についてはこれまで非難治性うつ病を対象に複数の臨床試験が行われている[4]。なかでも3つの二重盲検比較試験では，高用量（10〜110 mg）のブロモクリプチン投与により，三環系抗うつ薬のイミプラミン，アミトリプチリンと同等の効果が確認されている。これらによると，ブロモクリプチンの抗うつ効果は2週間ほどで発現し，そのおもな副作用は悪心，頭痛，幻覚などであった。他に，躁転も報告されている。

日本では井上，小山らが，難治性うつ病患者6例を対象に，十分量の三環系・四環系抗うつ薬に併用してブロモクリプチン7.5〜52.5 mgを投与したところ，4例に効果が得られたと報告した。さらに，難治性うつ病患者22例（単極性15例，双極性7例）を対

表 11 Bromocriptine を難治性うつ病の治療に導入する際の留意点[5]

1. 本邦ではうつ病の治療薬としては保険適応が認められないため，うつ病の治療に用いるときには，患者に保険適応外の治療であることと，薬物の効果と副作用を十分に説明した上で同意を得る必要がある。
2. 上記の理由で，bromocriptine をうつ病に用いるときには，様々な抗うつ薬治療をおこなっても，十分に症状が改善せず，社会的機能になんらかの障害をきたしている，難治性うつ病症例に対象を限定するべきである。
3. これまでの難治性うつ病における DA アゴニストの効果は，十分量の抗うつ薬との併用においてのみ報告されていることから，bromocriptine は十分量の三環系・四環系抗うつ薬と併用して用いることが望ましい。
4. 1日量 7.5 mg から与薬開始し，副作用に注意しながら 3 日から 1 週間毎に 7.5 mg/日ずつ増量していく。以前の報告を参考にして bromocriptine の最大与薬量は著者らは 52.5 mg/日としている。著効例では 7.5〜30 mg/日で効果が得られる。
5. 副作用としての嘔吐の出現は高頻度であり，治療中断の原因となるため，治療開始時より末梢性ドーパミン受容体遮断作用をもつ制吐薬 domperidone 30 mg/日を併用する。
6. 時に顕著な起立性低血圧が治療初期低用量から出現し，ふらつきがひどく，立位が困難となることもあるため，昇圧薬を適宜十分量併用する。
7. 胃潰瘍の増悪を誘発することがあるため，与薬中は長期にわたって常に腹部症状の診察をかかさず，胃炎あるいは胃潰瘍が疑われる症状（心窩部不快感，圧痛）が出現したときは内科受診を勧めるか，H2 ブロッカーを与薬する。消化性潰瘍，胃炎の既往のある患者に与薬する際には特に注意を要する。
8. 長期に与薬した場合に，まれに幻覚（幻聴が多い）が出現することがあるが，その際には bromocritpine を減量し，さらに続くようであれば sulpiride 150〜300 mg/日を与薬するが，改善がみられない場合は bromocritpine を中止する。中止によって幻覚は消失する。経験は少ないが 60 歳以上の女性に多い印象をうける。

井上猛，小山司：難治性うつ病に対するドーパミン受容体アゴニスト bromocriptine による治療の試み：臨床精神薬理，2，275-280，1999．

象に十分量の三環系・四環系抗うつ薬との併用でブロモクリプチン 7.5〜52.5 mg/日を併用し，64％に効果を認めたと報告している。

　国内ではさらに，平山らが 1 例の難治性うつ病において，ブロモクリプチン 7.5 mg/日が有効であったと報告をしている。一方，岸本は 9 例の難治性うつ病患者に抗うつ薬との併用でブロモクリプチン 15〜25 mg/日を投与したが，明らかな効果は得られなかったという。

　難治性うつ病に対するブロモクリプチンの有効性については，大規模な二重盲検比較試験による確認が必要であるものの，十分量の三環系・四環系抗うつ薬に反応しなかった症例に，高用量のブロモクリプチン併用が効果をもたらすことが期待される。保険適用外ではあるが，精神科領域でもこれまでに薬剤性パーキンソニズムなどに用いられており，精神科医にとっては比較的扱いの慣れている治療薬である。

　井上，小山らは，難治性うつ病に対してはまず炭酸リチウムの併用を試み，十分な効

果が得られなかったときにブロモクリプチンの併用を考慮するよう提案している[5]。さらにその際の留意点にも触れているため、ここに引用しておく（**表11**）。

(3) カベルゴリン

カベルゴリンはドパミン作用をもった麦角アルカロイドでパーキンソン病や乳汁漏出症に適応がある。高橋らは、2例の難治性うつ病患者にSNRI（serotonin-noradrenalin reuptake inhibitor）のミルナシプラン100〜150 mg/日にカベルゴリン2〜2.5 mg/日を併用することで倦怠感や気力の低下に効果が得られたと報告しており[6]、今後さらに臨床試験が重ねられることが期待される。

(4) プラミペキソール

プラミペキソールは非麦角系の抗パーキンソン病薬で、ドパミン D_2/D_3 受容体のアゴニストである。Corriganらは最近、うつ病（非難治性）を対象に、プラミペキソールをフルオキセチンとプラセボを対照とした二重盲検比較対照試験を行い、その効果を確認している[7]。

Spornらは治療抵抗性のうつ病を対象に、プラミペキソール単独あるいは抗うつ薬との併用について後方視的に調査した。プラミペキソールの投与量は平均0.7 mg/日であった。32例中14例に有効であったという[8]。Lattanziらも三環系抗うつ薬かSSRIに併用して平均0.95 mg/日のプラミペキソールを投与したところ、31人中21人に有効であったと報告している。30週まで投与を続けたところ、躁転が3例に認められた[9]。プラミペキソールのその他の副作用としては幻覚、妄想、突発的睡眠、せん妄が挙げられる。

(5) ペルゴリド

ペルゴリドは麦角アルカロイド誘導体で、ドパミン D_1 と D_2 受容体アゴニストの抗パーキンソン病薬である。Bouckomsらは、20人の難治性うつ病患者に、三環系抗うつ薬とMAOIとの併用においてペルゴリド0.25 mg〜2 mg/日を投与し、11人に改善を得た。Bouckomsらはペルゴリドは抗うつ薬との併用においてのみ効果をもつと主張した。副作用としては嘔気のほか、軽躁状態が生じた[10]。

一方、Mattesらは12例の難治性うつ病患者（うち8人に対してはプラセボとの二重盲検試験）に2 mg/日までペルゴリドを投与したが、若干の効果を認めた5例でさえも効果は約6週ほどで消失したという。彼らは、Bouckomsらが三環系抗うつ薬かMAOIとの併用を試みたのに対し、自分たちの試験ではSSRIを併用していたことや難治性うつ病の定義が異なるのが要因かもしれないと分析している[11]。

日本では泉らが20例の難治性うつ病患者に対し、オープン試験を行った。三環系ま

たは四環系抗うつ薬との併用で 0.15〜0.75 mg/日を 4 週間投与したところ，8 例に改善を得た[12]。

(6) アマンタジン

アマンタジンはパーキンソン病の治療の他にインフルエンザの予防効果が認められているが，最近になり抗うつ効果も報告されており，その作用は複雑である。アマンタジンはブロモクリプチンと異なり，ドパミン受容体に直接作用するのではなく神経終末においてドパミンの放出を促進する。さらに，MAO（モノアミンオキシダーゼ）A や NMDA（N-methyl-D-aspartate）受容体の阻害作用も持ち合わせており，抗うつ効果をもたらす機序については明らかでない。

Stryjer らは難治性うつ病 8 例に対しオープン試験を行い，抗うつ薬に併用して 300 mg までのアマンタジンを投与したところ，全員に良好な結果が得られた。副作用としては，口渇，鎮静が生じたという[13]。また Rogoz らは，SSRI やヴェンラファキシンによる標準的な治療に反応しなかった患者 12 例を対象に，イミプラミン 100〜150 mg/日に加えてアマンタジン 100〜150 mg/日を 6 週間投与したところ，全員に効果が認められた。アマンタジンはまた，イミプラミンの血中濃度に影響をおよぼさなかった[14]。

(7) まとめ

上記の報告から，通常の抗うつ薬やリチウムなどの augmentation に反応が得られない難治性うつ病患者に対し，ドパミンアゴニストが有効である可能性がある。また抗うつ効果とは別に，ドパミン機能の亢進により SSRI の副作用としての性機能障害を軽減させる可能性もある。ただし，うつ病にはドパミンアゴニストは保険適応外であるため，十分な説明と同意が必要である。投与量は少量より開始し，パーキンソン病に用いられるのと同程度まで増量することが勧められる。これまでの報告によると，リチウムや甲状腺ホルモンの augmentation による効果が数週間後に得られるのに対し，ドパミンアゴニストは有効な場合は数日で効果が現れるという[15]。ドパミンアゴニストのおもな副作用としては，嘔気，嘔吐，起立性低血圧などがある。さらに高用量の投与では，幻覚・妄想，錯乱などの精神症状が出現することがあるが，これらは減薬または中止によりすみやかに軽快する。

(8) 今後の課題

上記の報告はほとんどが小規模なオープン試験または症例報告であり，難治性うつ病に対するドパミンアゴニストの効果を実証するには，無作為割付比較試験を重ねていかねばならない。また，ドパミンアゴニストは単独でも有効であるか，抗うつ薬の併用を要するのか，その場合はどのタイプの抗うつ薬がもっとも適するのかを，見極める必要

がある。さらに，ドパミンアゴニストの中で抗うつ効果がもっとも高いものはどれか，その違いは何によりもたらされるのかなど，今後明らかにすべき課題が残されている。

文　献

1) Meyer JH, Kruger S, Wilson AA, et al：Lower dopamine transporter binding potential in striatum during depression. Neuroreport, 12, 4121-4125, 2001.

2) Gresch PJ, Sved AF, Zigmond MJ, et al：Local influence of endogenous norepinephrine on extracellular dopamine in rat medial prefrontal cortex. J Neurochem. 65, 111-116, 1995.

3) 小山司，井上猛：難治性うつ病に対する治療戦略：村崎光邦，上島国利編，CNS Today 1，睡眠障害・感情障害—基礎から臨床まで—ライフ・サイエンス，東京，p52-57，1998.

4) Sitland-Marken PA, Wells BG, Froeming JH, et al：Psychiatric applications of bromocriptine therapy. J. Clin. Psychiatry, 51, 68-82, 1990.

5) 井上猛，小山司：難治性うつ病に対するドーパミン受容体アゴニスト bromocriptine による治療の試み：臨床精神薬理，2，275-280，1999.

6) Takahashi H, Yoshida K, Higuchi H：Addition of a dopamine agonist, cabergoline, to a serotonin-noradrenalin reuptake inhibitor, milnacipran as a therapeutic option in the treatment of refractory depression：two case reports. Clinical Neuropharmacology, 26, 230-232, 2003.

7) Corrigan MH, Denahan AQ, Wright CE, et al：Comparison of pramipexole, fluoxetine, and placebo in patients with major depression. Depress. Anxiety, 11, 58-65, 2000.

8) Sporn J, Ghaemi SN, Sambur MR：Pramipexole augmentation in the treatment of unipolar and bipolar depression：a retrospective chart review. Ann. Clin. Psychiatry, 12, 137-140, 2000.

9) Lattanzi L, Dell' Osso L, Cassano P, et al：Pramipexole in treatment-resistant depression：a 16-week naturalistic study. Bipolar Disord. 4, 307-314, 2002.

10) Bouckoms A, Mangini L：Pergolide：an antidepressant adjuvant for mood disorders? Psychopharmacol. Bull. 29, 207-211, 1993.

11) Mattes JA：Pergolide to augment the effectiveness of antidepressants：clinical experience and a small double-blind study. Ann Clin Psychiatry, 9, 87-88, 1997.

12) Izumi T, Inoue T, Kitagawa N, et al：Open pergolide treatment of tricyclic and heterocyclic antidepressant-resistant depression. J Affect Disord. 61, 127-132, 2000.

13) Stryjer R, Strous RD, Shaked G, et al：Amantadine as augmentation therapy in the management of treatment-resistant depression. Int Clin Psychopharmacol. 18, 93-96, 2003.

14) Rogoz Z, Dziedzicka-Wasylewska M, Wladyslawa AD：Effects of joint administration of imipramine and amantadine in patients with drug-resistant unipolar depression. Pol. J.

pharmacol., 56. 735-742, 2004.
15) Nierenberg AA, Dougherty D, Rosenbaum JF : Dopaminergic agents and stimulants as antidepressant augmentation strategies. J Clin Psychiatry, 59 (suppl 5), 60-63, 1998.

(山下さおり)

6．メチルフェニデート

　メチルフェニデート（MPD）は1954年にドイツで初めて発売され，1958年に我が国に輸入が承認され，1961年に保険適応となった。当初，効能は「うつ病」および「抑うつ神経症」とされていたが，1979年には「軽症うつ病，抑うつ神経症」に効能病名が変更され，さらに1995年には「抗うつ薬で効果の不十分な難治性および遷延性うつ病」となった。ただし，メチルフェニデートによって焦燥感が増強し，症状が悪化する恐れもあるため，重症のうつ病患者には禁忌ということになっている。また，諸外国ではメチルフェニデートをうつ病の適応症とする例はなく，抗うつ作用自体についても明瞭な根拠がないとされている。このような背景から，"うつ病"におけるメチルフェニデートの適応について疑問がもたれるようになり，メチルフェニデートの安易な使用によって依存・乱用を形成していることも問題視され，投与については慎重をきたすべきであり，投与方法についても十分検討が必要と考えられるようになった[21]。このような流れもあって，日本でもメチルフェニデートの適応症から，うつ病を削除する方向となっているが，これまでの歴史的な経緯を踏まえて，この項では実際にメチルフェニデートがうつ病に有効であるかどうかを検証してみる。

　1950年から2005年までPubMedでMPD，refractory depressionまたはtreatment-resistant depressionをKey wordとして検索したところ，比較対照試験は行われておらず，症例報告のみであった（**表12**）。"うつ状態"に対する比較対照試験はいくつかあるが，先にも述べたように，欧米ではメチルフェニデートがうつ病の適応が認められていないこともあり，十分な比較対照試験は行われていない（**表13**）。

　今まで，臨床的な経験からメチルフェニデートは，三環系および四環系抗うつ薬，monoamine oxidase inhibitor（MAOI）による有害作用の危険が高い老年期うつ病，身体合併症をもつ患者，迅速な処置が必要であるにもかかわらず電気けいれん療法が禁忌とされる治療抵抗性のうつ病に用いられるとされてきた[12]。そのため，症例報告についても，末期患者や高齢者，器質性脳疾患患者における抑うつに対して効果的であったという論文が多く認められる[10,11,13]。しかし，対象である患者の状態が"抑うつ症状"を呈した患者となっており，診断はばらばらで，内因性うつ病に限定されていない[7〜9]。

　Jansenら[1]は，"抑うつ状態"の患者に対するメチルフェニデートの効果を交差・無作為化二重盲検比較対照試験で調べているが，症例数は5人と規模は小さく，対象の内訳

表 12 MPD を"難治性"うつ病に投与した症例報告

	性別	年齢	診断	薬物治療歴	MPH の使用方法	転帰	報告者
1	女性	32	うつ病	MPD, 抗うつ薬単剤では効果なし	抗うつ薬との併用	改善	Niederhofer H.[18]
2	女性	39	大うつ病性障害, 気分変調症, パニック障害, 大食症 DSM III-R	fluoxetine 最大 60 mg, paroxetine 60 mg で部分改善	paroxetine と併用し, 5 mg を 1 日 3 回 4 ヵ月間投与	改善	Stoll AL. ら[9]
3	男性	44	大うつ病性障害, DSM III-R	fluoxetine 最大 60 mg で部分改善	fluoxetine と併用し MPD 除放剤 20 mg 投与	改善	Stoll AL. ら[9]
4	男性	35	大うつ病性障害 DSM-IV, 気分変調症, 社会恐怖症 DSM-III-R	sertraline 50 mg, fluoxetine 30 mg で部分改善	sertraline 50 mg と併用し MPD 最大 10 mg 投与	改善	Stoll AL. ら[9]
5	男性	27	大うつ病性障害, パニック障害 DSM-III-R, 社会恐怖, 醜形恐怖 DSM-IV	desipramine 75 mg, fluoxetine 40 mg, paroxetine 30 mg で部分改善	paroxetine と併用し, 5 mg を 1 日 3 回投与	改善	Stoll AL. ら[9]
6	男性	68	精神病症状を伴う大うつ病性障害, アルコール依存	desipramine 200 mg, fluoxetine 80 mg, bupropion 225 mg で部分改善	paroxetine と nortriptyline に併用し, 最大 20 mg 投与	改善	Stoll AL. ら[9]

表 13 MPD を"抑うつ状態"の患者に用いた試験報告

方法	対象者	診断	薬物治療	MPH の使用方法	結果	報告者
非盲検法	11 人の外来患者	大うつ病性障害 DSM-IV	citalopram を MPD と併用, 平均 27.5 mg 投与	平均 12.2 mg 投与, 最大 20 mg 8 週間	6 人が 1, 2 日で, 2 人が 3 週間で改善, 1 人が無反応	Lavretsky H ら[3]
二重盲検法	9 人の外来患者	大うつ病性障害 DSM-IV	MPD かプラセボと併用, sertraline を最大 100 mg 投与	10 mg 9 週間投与	プラセボ投与の 4 人中 2 名が改善, MPD は無反応	Postolache T ら[17]
個人交差無作為二重盲検法	5 人	身体疾患での抑うつ 2 名, 薬物抵抗性うつ病 1 名, 痴呆での抑うつ 2 名	MPD 5 mg かプラセボを 5 週間投与		3 人が著明に改善	Jansen IH ら[1]
交差二重盲検比較試験	16 人	大うつ病性障害 DSM-III-R, 身体合併症あり	MPD 20 mg かプラセボをそれぞれ 4 日間		MPD が HDRS を顕著に改善	Amy E. ら[10]
非盲検法	10 人	大うつ病性障害 DSM-III-R	—	平均 17 mg 投与, 最大 40 mg 3 週間投与	80% が部分もしくは完全寛解	Lazarus LW. ら[11]

も身体合併症のため抑うつ的となっている患者2名，抗うつ薬に抵抗性のうつ病患者1名，痴呆のため無気力となっている患者2名であり，難治性うつ病患者は1名だけであった。試験の方法は，メチルフェニデート5mgかプラセボのどちらかを交互に5週間投与し，各個人においての両期間の症状を比較している。それによると，各個人においてメチルフェニデートを投与されている期間はプラセボを投与されている期間よりも，抑うつが改善していたと報告されている。

また，Gwirtsmanらは"抑うつ状態"を呈している入院患者41名に1日間メチルフェニデートを5～15mg単剤投与するという刺激試験を行い，Visual Analog ScaleやMood-Activity Scale, Beck depression Inventoryで，症状の改善がみられた20名（大うつ病15名，双極性感情障害のうつ病2名，特定不能のうつ病2名，分裂感情障害のうつ1名）を対象として非盲検試験を行った。そして，彼らに三環系抗うつ薬を投与し，併用後1週間で30%，2週間で63%に抑うつ状態が改善したとし，メチルフェニデートの有効性を述べている[2]。しかし，この試験ではメチルフェニデートを抗うつ薬が効果を発揮するまでの補助的療法として使用しており，メチルフェニデートを抗うつ薬と併用すると一般に抗うつ薬の血中濃度が上昇する[5]ことも言われているため，果たしてメチルフェニデート自身の抗うつ効果で症状が改善したか，抗うつ薬の血中濃度が通常よりも早く高値を示したため，症状の改善を認めたのかは不明であり，抗うつ薬とメチルフェニデートの併用で抑うつが改善しても治療域以下であった抗うつ薬の血中濃度が上昇したためで，メチルフェニデート自体の効果ではない可能性がある[6]。

最近の文献では，SSRIとメチルフェニデートを難治性うつ病に併用して治療している症例報告が多く認められる[14,15]。また，11人の70歳以上でDSM-IVで大うつ病と診断された高齢者にシタロプラムに付加して，メチルフェニデートを5～20mg/9～10週間投与し，6名が著効し，HAM-Dで10以下に減少したという非盲検比較対照試験の報告もある[3]。しかし，メチルフェニデートの付加で迅速な抗うつ効果を期待して，サートラリン50mgを投与している患者9名にメチルフェニデート5mgを7～9週間付加した研究では，治療効果は不十分で，サートラリン単剤で治療している患者のほうが，早い治療効果を得ていた[17]。

身体疾患に伴う抑うつ状態の患者に対し，メチルフェニデートの効果を認めた初の二重盲検比較対照試験では，慢性内科疾患に罹っている高齢の大うつ病患者16名にメチルフェニデート10～20mg/日8日間投与し，抑うつ症状の改善を認めたため，メチルフェニデート単剤かメチルフェニデートとSSRIの併用を薦めている[16]。

副作用も多く使用頻度も減少しているため，MAOIはあまり注意を向けられていないが，メチルフェニデートとMAOIの併用で効果のみられた症例報告もある[20]。

欧米の文献を参照してもメチルフェニデートの抗うつ効果については，十分なエビデンスがあるとは言えない。そのうえ，メチルフェニデートの投与によって，メチルフェ

ニデートを長期間投与されたうつ病患者が幻覚妄想状態に至るというメチルフェニデート精神病[4]の報告などが多くみられており，安易な投与は避けなければいけない。そのため，メチルフェニデートを用いた治療は，診断を十分に検討し，依存や嗜癖傾向が無いことを確認したうえで，薬物アルゴリズムに基づき，十分な治療を行っても症状の改善しない患者の場合に限り，短期間の投与を考慮すべきである。身体合併症をもつ患者や高齢者には，メチルフェニデートはMAOIや三環系抗うつ薬よりも副作用は少ないと考えられ，やむなく使用することもあるかもしれないが，投与量や期間も十分注意して，使用することが必要であり，難治であるというだけで，安易に使用する薬物ではないと思われる。

文　献

1) Jansen IH, Olde Rikkert MG, Hulsbos HA, et al：Toward individualized evidence-based medicine：five "N of 1" trials of methylphenidate in geriatric patients. J Am Geriatr Soc 49 (4)：474-6, 2001.

2) Gwirtsman HE, Szuba MP, Toren L, et al：The antidepressant response to tricyclics in major depressives is accelerated with adjunctive use of methylphenidate. Psychopharmacol Bulletin 30：157-164, 1994.

3) Helen Lavretsky MD, Moon-Doo Kim MD, Anand Kumar MD, et al：Combined treatment with methylphenidate and citalopram for accelerated response in the eldealy：an open trial. J Clin Psychiatry 64：12, 1410-1414, 2003.

4) Rosenfeld AA：Depression and psychotic regression following prolonged methylphenidate use and withdrawal：case report. Am J Psychiatry 136：226-228, 1979.

5) Wharton RN, Perel JM, Dayton PG, et al：Effects of methylphenidate on attentional function after traumatic brain injury：A randomized, placebo-controlled trial. Am J Phys Med Rehabil 76：440-450, 1997.

6) Schweitzer I, Tuckwell V, Johnson G：A review of the use of augmentation therapy for the treatment of resistant depression：Implications for the clinician. Aust N Z J Psychiatry 31：340-352, 1997.

7) 葛城里美, 佐々木一郎, 土山幸之助, 他：抗うつ薬とメチルフェニデートの併用が有効であった難治性うつ病の2症例. 精神医学 38：1236-1237, 1996.

8) 太田恵理子, 藤原豊, 久保信介, 他：メチルフェニデートの短期投与が有効であった抑制型うつ状態の5例. 精神科治療学 10：1163-1169, 1995.

9) Stoll AL, Pillay SS, Diamond L, et al：Methylphenidate augmentation of serotonin selective

reuptake inhibitors：A case series. J Clin Psychiatry 57：72-76, 1996.
10) Amy E, Wallace MD, Lial L, et al：Double-blind, placebo-controlled trial of methylphenidate in older, depressed, medically ill patients. Am J Psychiatry 152：6, June：929-931, 1995.
11) Lazarus LW, Winemiller DR, Lingam VR, et al：Efficacy and side effects of methylphenidate for poststroke depression. J Clin Psychiatry 53：447-449, 1992.
12) Harold I, Kaplan MD, Benjamin J, et al：Kaplan and Sadock's Pocket handbook of psychiatric drug treatment. 3rd Lippincott Williams & Wilkins, 2000.
13) Lavretsky H, Kumar A：Methylphenidate augmentation of serotonin selective reuptake inhibitors：a case series. J Clin Psychiatry 57：72-76, 1996.
14) Niederhofer H：Therapy refractory depression：symptom improvement after antidepressant and methylphenidate combination therapy. Wien Med Wochenscr 152（21-11）：578-80, 2002.
15) Bader GM, Hawley JM, Short DD：Venlafaxine augmentation with methlphenidate for treatment-refractory depression. J Clin Psychopharmacol 18（3）：255-256, 1998.
16) Wallence AE, Kofoed LL, West AN：Double-blind, placebo-controlled trial of methylphenidate in older, depressed, medically ill patients. Am J Psychiatry 152：929-931, 1995.
17) Postolache TT, Rosenthal RN, Hellerstein DJ, et al.：Early augmentation of sertraline with methylphenidate［letter］. J Clin Psychiatry 60：123-124, 1999.
18) Niederhofer H：therapy refractory depression：symptom improvement after antidepressant and methylphenidate combination therapy. Wien Med Wochenschr 152（21-22）：578-80, 2002.
19) Shelton Clausen A, Elliott ES, Watson BD, et al：Coadministration of phenelzine and methylephenidate for treatment-resistant depression. The annals of pharmacotherapy 38（3）：508, 2004.
20) S Shalom Feinberg MD：Combining stimulants with monoamine oxidase inhibitors：a review of uses and one possible additional indication, J Clin Psychiatry 65：11, 1520-24, 2004.
21) 佐藤裕史，一瀬邦弘，中村満：Methylphenidate の乱用・依存とその治療，精神科治療学，19，1311-1317，2004.

（倉内佐知）

7．期待される新規抗うつ薬とその他の併用療法

(1) 日本における最近の新規抗うつ薬導入の状況

　1950年後半にイミプラミンの発見に始まった抗うつ薬の開発により，うつ病治療は大きな発展を遂げた。我が国でも，1960年前後よりセロトニン，ノルアドレナリン神経系

表 14 日本における最近の新規抗うつ薬導入の状況

選択的セロトニン再取り込み阻害薬（SSRI）	
Fluoxetine（フルオキセチン）	国内臨床試験を行ったが開発中断
Sertraline（セルトラリン）	うつ病の適応で国内第Ⅲ相臨床試験終了
Paroxetine（パロキセチン）	うつ病の適応で国内発売中
Fluvoxamine（フルボキサミン）	うつ病の適応で国内発売中
Citalopram（シタロプラム）	国内未発売
Escitaroplam（エスシタロプラム）	うつ病の適応で国内第Ⅱ相臨床試験中
選択的ノルアドレナリン再取り込み阻害薬（NRI）	
Reboxetine（レボキセチン）	国内未発売
セロトニン・ノルアドレナリン再取り込み阻害薬（SNRI）	
Duloxetine（デュロキセチン）	うつ病の適応で国内第Ⅲ相臨床試験中
Milnacipran（ミルナシプラン）	うつ病の適応で国内発売中
Venlafaxine（ベンラファキシン）	うつ病の適応で国内第Ⅲ相臨床試験中
可逆的 A 型モノアミン酸化酵素阻害薬（RIMA）	
Brofaromine（ブロファロミン）	国内未発売
Moclobemide（モクロベミド）	国内臨床試験を行ったが開発中断
Pargyline（パルギリン）	国内未発売
モノアミン酸化酵素 A 阻害薬（MAOA-I）	
Phenelzine（フェネルジン）	国内未発売
Tranylcypromine（トラニルシプロミン）	国内未発売
Safrazine（サフラジン）	国内発売されていたが 1996 年発売中止
Isocarboxazid（イソカルボクサジド）	国内未発売
モノアミン酸化酵素 B 阻害薬（MAOB-I）	
Selegiline（セレギリン）	難治性うつ病の適応で国内第Ⅱ相試験中 パーキンソン病の適応で国内発売中
Rasagiline（ラサギリン）	国内未発売
ドーパミン・ノルアドレナリン再取り込み阻害薬（DNRI）	
Bupropion（ブプロピオン）	うつ病の適応で国内第Ⅱ相試験中
ノルアドレナリン作動性・特異的セロトニン作動性抗うつ薬（NaSSA）	
Mirtazapine（ミルタザピン）	うつ病の適応で国内第Ⅱ相試験中
セロトニン 2 受容体拮抗・再取り込み阻害薬	
Nefazodone（ネファゾドン）	国内未発売

のシナプス間隙のモノアミン濃度増加作用のあるイミプラミン，アミトリプチリン，ノリトリプチリン，クロミプラミンなど三環系抗うつ薬が，1980年代以降には，抗コリン作用や心毒性の軽減を目的に，アモキサピン，ロフェプラミンなどの第二世代の三環系抗うつ薬やミアンセリン，トラゾドンなどの四環系抗うつ薬が発売された。また米国で1988年にフルオキセチンが発売されてからこの10年間は，選択的セロトニン再取り込み阻害薬（Selective Serotonin Reuptake Inhibitor；SSRI）やセロトニン・ノルアドレナリン再取り込み阻害薬（Serotonin Noradrenalin Reuptake Inhibitor；SNRI）が各国で次々と承認，発売されつつあり，我が国でもSSRIでは1999年マレイン酸フルボキサミンが，2000年塩酸パロキセチンが，SNRIでは2000年塩酸ミルナシプランが発売され，抗うつ薬治療は新たな局面に突入している。しかし，十分量を十分期間投与しても抗うつ薬治療に30％のうつ病患者は反応しないといわれており，抗うつ薬の効果や副作用には大きな個人差もあることから，我が国への新たなSSRIやSNRIの導入は難治性うつ病を含めたうつ病の薬物療法に新たな可能性を生むことになる。また，ノルアドレナリン作動性・特異的セロトニン作動性抗うつ薬（Noradrenergic and Specific Serotonergic Antagonists；NaSSA），ドパミン・ノルアドレナリン再取り込み阻害薬（Dopamine Noradrenalin Reuptake Inhibitor；DNRI），モノアミン酸化酵素阻害薬（Mono Amine Oxidase Inhibitor；MAOI）など現在我が国に存在する抗うつ薬とは作用機序の異なる新規抗うつ薬の導入は，（現在我が国で市販され利用できる抗うつ薬による治療での）難治性うつ病の治療の幅を広げることになる。ここでは我が国で最近治験が行われ今後発売される可能性のある薬剤について治療抵抗性うつ病に対するエビデンスも含めて紹介していく（**表14**）。

ⅰ）選択的セロトニン再取り込み阻害薬；SSRI

　海外ではすでにフルオキセチン，セルトラリン，シタロプラム，エスシタロプラムなどが発売されているが，我が国では現在フルボキサミン，パロキセチンが発売されているだけである。

　SSRIはシナプス前においてセロトニン輸送体に作用しセロトニン再取り込みを選択的に阻害することでシナプス間隙のセロトニン濃度を上げて抗うつ効果を発揮する（**表15**）。他のモノアミンへの影響や受容体遮断作用が少ないために，ムスカリン性アセチルコリン受容体遮断作用である口渇，便秘，尿閉，α_1アドレナリン受容体遮断作用である起立性低血圧やふらつき，ヒスタミン1受容体遮断作用である鎮静，体重増加がほとんど出現しないことが特徴であるが，セロトニン機能の増強により，嘔気，下痢，食欲不振などの消化器系副作用は多く，まれにセロトニン症候群やSSRIの急激な中止によるセロトニン離脱症候群を誘発することがある。SSRIの対象疾患スペクトラムは広く，海外では，強迫性障害，外傷後ストレス障害，月経前不快気分障害，パニック障害，神経性大食症などの疾患にも承認を受けているものが多い。

表 15　SSRI のヒトモノアミン輸送体結合能 Ki（nM）

薬剤名	セロトニン輸送体	ノルアドレナリン輸送体 （対セロトニン比）	ドパミン輸送体 （対セロトニン比）
エスシタロプラム	1.1	7841（7100）	27410（25000）
シタロプラム	1.6	6190（3900）	16540（10000）
セルトラリン	0.26	714（2700）	22（85）
フルボキサミン	2.3	1427（620）	16790（7300）
フルオキセチン	1.1	599（540）	3764（3400）
パロキセチン	0.1	45（450）	268（2700）

Owens ら 2001 年を改変

　新規 SSRI では現在我が国では，セルトラリンが最近承認になり，エスシタロプラムの第Ⅱ相臨床試験が行われている。フルオキセチンは第Ⅲ相臨床試験を終了したが，その後申請段階で開発は中止されている。

　フルオキセチンは 1988 年に世界でもっとも早く発売された SSRI であり，セロトニン再取り込み阻害作用のほかに 5HT2C 受容体アゴニスト作用やノルアドレナリン再取り込み阻害作用をもつ。セルトラリンは，セロトニン再取り込み阻害作用のほかに，ドパミン再取り込み阻害作用と Σ 受容体への作用をもつとされる。エスシタロプラムは，シタロプラムから活性本体として光学分離された S 鏡像異性体であり，SSRI の中で，セロトニン取り込み阻害作用の選択性がもっとも高いことが知られている。

　ある SSRI が他の SSRI に勝るというエビデンスは乏しいが，以下の臨床試験にみられるように，ある SSRI への反応が不十分である患者の半分以上が他 SSRI には良好に反応することがあるなど，その効果や副作用には個人差があることが知られている。Brown と Harrison（1992）はフルオキセチンに忍容性の乏しい 91 人の患者でセルトラリンに変更するオープン試験を行い治療反応率は 76％ であったと報告している[1]。一方で，1997 年 Thase らはセルトラリン無効もしくは忍容性の乏しい 106 人の患者でフルオキセチンに変更するオープン試験を行い 63％ に改善がみられたと報告している[2]。また，Joffe ら（1996）はある SSRI（フルオキセチン，セルトラリン，パロキセチン）が無効であった 55 人の患者で他の SSRI に変更するオープン試験を行い 51％ に改善がみられたことを報告している[3]。

　SSRI 間での薬剤変更の有効性を示す二重盲検試験は，Thase ら（2000）[4]による報告がある。ある SSRI（フルオキセチン・パロキセチン・シタロプラム）非反応者 250 例について 8 週間のセルトラリン（平均 120 mg），ミルタザピン（平均 30 mg）の二重盲検比較対照試験を行い，両群共に最終反応率は同等で約 50％ であったことを示している。難治性うつ病については，Papakostas ら（2003）のオープン試験があり，いくつかの抗

表 16　SNRI のヒトモノアミン輸送体結合能 Ki（nM）

薬剤名	セロトニン輸送体	ノルアドレナリン輸送体	ドパミン輸送体
ミルナシプラン	8.44±1.57	22±2.58	>100000
デュロキセチン	0.07±0.01	1.17±0.11	230±17
ベンラファキシン	7.80±0.28	1920±158	6050±676

Vaishnavi ら 2004 年を改変

うつ薬に反応しない難治性うつ病 12 名についてのセルトラリンへの変更で，41.7％が反応したことが報告されている[5]。また，三環系抗うつ薬抵抗性のうつ病においては，Delgado ら（1988）が三環系抗うつ薬に反応しない 28 症例のうち 29％がフルボキサミンへの変更に反応したという報告[6]，Beasley ら（1990）の三環系抗うつ薬からからフルオキセチンに切り替えた 51〜61％が反応したという報告などがある[7]。

　上記のように，少なくとも二種類以上の抗うつ薬無反応である真の難治性うつ病に対しての SSRI の効果については，十分なエビデンスはないものの，今後新規 SSRI が発売された場合，1 つのクラスの抗うつ薬に治療抵抗性であった場合には変更してみる価値があると考えられる。

ⅱ）セロトニン・ノルアドレナリン再取り込み阻害薬；SNRI

　海外ではすでにベンラファキシン，ミルナシプラン，デュロキセチンなどが発売されているが，我が国ではミルナシプランが発売されているだけである。SNRI はセロトニン輸送体やノルアドレナリン輸送体に作用し，セロトニン・ノルアドレナリン両者の再取り込みを阻害することで抗うつ効果を発揮する（表 16）。この作用は，クロミプラミンやアミトリプチリンなどの三環系抗うつ薬と類似しているが，セロトニン・ノルアドレナリンへの選択的作用のため SNRI の副作用は SSRI と同様に少ないことが示されている。

　現在我が国ではデュロキセチンの第Ⅲ相追加臨床試験が行われており，ベンラファキシンも第Ⅲ相試験が行われている。

　ベンラファキシンはノルアドレナリンおよびセロトニンの再取り込み阻害作用をもち，弱いドパミンの再取り込み阻害作用をもつ。ムスカリン性アセチルコリン受容体，α_1 アドレナリン受容体，H1 ヒスタミン受容体にほとんど親和性がなく，抗コリン作用，抗ヒスタミン作用および抗アドレナリン作用を示さないことにより，副作用が軽減されている。副作用としては，消化器症状，頭痛，めまい，傾眠などが知られている。SSRI とは異なり増量により用量依存性の抗うつ効果があるとされるが，特徴的な副作用として用量依存的に高血圧が生じることがある。徐放性製剤は 1 日 1 回投与が可能である。海外の臨床試験では，三環系抗うつ薬と同等の効果を持ち，SSRI よりも寛解率が高いことが示されている。

デュロキセチンは，ノルアドレナリンおよびセロトニンの再取り込み阻害作用をもち，非常に弱いドパミンの再取り込み阻害作用をもつ。ベンラファキシン同様，ムスカリン性アセチルコリン受容体，α_1アドレナリン受容体，H1 ヒスタミン受容体にほとんど親和性がなく，抗コリン作用，抗ヒスタミン作用および抗アドレナリン作用を示さない。イミプラミンと同等の抗うつ効果が示されている。

　治療抵抗性うつ病に対する SNRI の効果はベンラファキシンでよく調査されている。オープン試験によれば SSRI 無効者をベンラファキシンに変更した場合 30〜60％に効果があることが示されている。難治性うつ病に対するベンラファキシンの効果については，いくつかのオープン試験と Poirier ら（1999）の二重盲検比較対照試験があり，その有効性が証明されている[8]。このパロキセチンとの二重盲検比較対照試験では 2 種類以上の十分量十分期間の抗うつ薬治療に抵抗性であった 122 人がベンラファキシン 200〜300 mg/日群，パロキセチン 30〜40 mg/日群に割り付けられ，ベンラファキシン群では反応 52％（寛解 42％），パロキセチン群では反応 33％（寛解 20％）であり有意にベンラファキシンが優れていたことが示されている。また，Nierenberg ら（1994）は，2 つ以上のクラスでの少なくとも 3 種類の抗うつ薬に治療抵抗性であった患者や電気けいれん療法や併用療法に反応しない難治性うつ病患者 84 人でオープン試験を行い，12 週間後 33〜40％に反応がみられたと報告している[9]。De Montigny ら（1999）は，少なくとも 1 つ以上の抗うつ薬に抵抗性である患者（平均 3.2 回の治療）152 人でオープン試験を行い，ベンラファキシンへの変更（平均 260 mg/日）で 2 ヵ月後に 58％（寛解 26％）の反応が認められたことを示している[10]。Whyte ら（2004）は，パロキセチン抵抗性かつ，ブプロピオン，ノリトリプチリン，リチウムなどの併用療法が無効であった 12 例の高齢患者にベンラファキシン 150〜300 mg を単剤投与し 42％が反応したと報告している[11]。

　このように，ベンラファキシンはエビデンスレベルが高く，我が国で発売された場合，少なくとも 1 つのクラスの抗うつ薬治療抵抗性であった場合には使用してみるべきであり，真の難治性うつ病患者への効果も期待される。

ⅲ）ノルアドレナリン作動性・特異的セロトニン作動性抗うつ薬；NaSSA

　ミルタザピンは，四環系構造をもつノルアドレナリン作動性・特異的セロトニン作動性抗うつ薬という新しい分類に属する最初の抗うつ薬であり，我が国でも現在第Ⅱ相臨床試験が行われている。ミルタザピンの効果は自己受容体の役割を持つシナプス前 α_2 アドレナリン受容体を阻害することにより，中枢神経における神経終末からのノルアドレナリン放出を増大させ，間接的にセロトニン放出を増加させる。さらに，$5HT_2$ 受容体および $5HT_3$ 受容体に対する強力なアンタゴニストとして作用するが，セロトニンの放出増大に伴い間接的に $5HT_1$ 受容体へのアゴニストとして作用し不安うつ症状に対する効果が発現すると考えられている。また，ミルタザピンは，強い H1 ヒスタミン受容

体拮抗薬でありとくに服薬初期の鎮静効果が強く焦燥や睡眠障害にも有効で，就眠前1回投与が可能である。$α_1$アドレナリン受容体やムスカリン性コリン受容体に対しての拮抗作用は弱く，心血管系への影響や抗コリン作用は少ない。SSRIやSNRIと異なりノルアドレナリン，セロトニン，ドパミンの再取り込みに対する阻害作用はもたない。構造上は我が国でも市販されているミアンセリンと類似しているが，ミアンセリンはセロトニン放出を増加させる作用がなく，ミルタザピンはミアンセリンのもつノルアドレナリンの再取り込み阻害作用をもたないという点で異なっている。

重症うつ病にはアミトリプチリンと同等の効果があり，SSRIより効果発現が早く，高用量ベンラファキシンと同等に有効であることが示されている。SSRIに比して嘔気・嘔吐などの消化器症状は少ないが，眠気，口渇，倦怠感，食欲亢進，体重増加などの抗ヒスタミン作用による副作用が多く，まれだが特徴的な副作用に好中球減少症が報告されている。

難治性うつ病への効果は，いくつかのオープン試験が行われている。Boumansら（1998）は，抗うつ薬の不十分な効果や副作用のためミルタザピンに変更された521名の患者で3ヵ月後には79％の患者でうつ症状がかなり改善したことを示している[12]。Carpenterら（1999）は，抗うつ薬治療に反応しない20名の大うつ病または気分変調症患者にミルタザピン15〜30 mg/日の併用療法を行うオープン試験を行い，2週間後には45％が反応し，4週間後には55％が反応したと報告している[13]。Thaseら（2000）は，SSRI非反応者250例について8週間の二重盲検比較対照試験を行い，ミルタザピン15〜45 mgとセルトラリン50〜200 mgではミルタザピンの方が早期の症状改善がみられ最終反応率は約50％と同等で，寛解率はミルタザピン38％，セルトラリン28％であったことを報告している[4]。Favaら（2001）は，SSRI無効または不忍容の103人でオープン試験を行い，ミルタザピンに変更された8週間後に48％に反応がみられたことを報告している[14]。また，Danteら（2003）は，1種類以上の十分量十分期間の抗うつ薬への治療抵抗性うつ病24人に，15〜90 mg/日の用量で，平均14ヵ月のミルタザピンを投与するオープン試験を行い（24名中5人は他の抗うつ薬を併用），うつ症状の改善は38％に認められたと報告している[15]。

ミルタザピンは我が国で市販されている従来の抗うつ薬とまったく作用機序の異なる薬剤であり，治療抵抗性うつ病に対し比較的高いエビデンスがあることから，SSRIおよびSNRIによる治療抵抗者には使用してみる価値があり，また難治性うつ病への効果も期待できると考えられる。

iv）ドパミン・ノルアドレナリン再取り込み阻害薬；DNRI

ブプロピオンは，アミノケトン系化合物であり，ドパミン・ノルアドレナリン再取り込み阻害薬という新しい分類に属する最初の抗うつ薬である。海外では抗うつ薬や禁煙補助剤として海外で承認を得ており，我が国でも現在第II相試験が行われている。その

おもな薬理作用はノルアドレナリンおよびドパミンの再取り込み阻害作用と考えられる。ブプロピオンは三環系抗うつ薬やSSRI等の比較試験において，ほぼ同等の有効性が示されており，フルオキセチン非反応例に対する有効性も報告されている。有害事象のおもなものとしては，頭痛，便秘，口内乾燥，悪心，不眠，めまいなどがあげられ，特徴的な副作用は高用量投与でけいれん発作を誘発する可能性が知られている。SSRIと比べて消化器症状や，性機能障害の発現率が低く，抗コリン作用，抗ヒスタミン作用も少ない。

難治性うつ病への有効性については，とくにブプロピオン併用療法において少数の報告があり有効性が示唆されている。単剤での報告は，Fava（2003）らが，フルオキセチン無効例の29人の患者をブプロピオンにきりかえる前向き研究を行い35%（寛解23%）が反応，31%が部分反応であったことを報告している[16]。併用療法では，Bodkin（1997）らの27例のSSRIまたはブプロピオン単剤治療部分反応者の症例報告をみると，SSRIとブプロピオンの併用で70%に反応がみられている[17]。Spier（1998）は，SSRI，ベンラファキシン，ブプロピオン単剤療法無効である15例で，SSRIまたはベンラファキンとブプロピオンの併用で80%が反応したことを示している[18]。Kennedy（2002）らはSSRIまたはベンラファキシン単剤療法を受けている18人の患者で，8週間のブプロピオン併用療法を行い78%の患者が反応または部分反応し，33%が完全寛解したことを報告している[19]。Lam RWら（2004）は，1種類の抗うつ薬に抵抗性でかつブプロピオンまたはシタロプラムのどちらかが無効であった61名の患者で無作為オープン試験を行い，単剤群（シタロプラム無効者をブプロピオンに変更した群とプロピオン無効者をシタロプラムに変更した群）とシタロプラムとブプロピオンを併用した群の比較を行っている。この報告では単剤群での反応率28%（寛解率7%），併用群での反応率56%（寛解率28%）と併用療法が有効であることを示している[20]。

ブプロピオンは現在我が国で使用されている抗うつ薬とは異なる作用機序を有しており，少数ながら併用療法の有効性の報告もみられている。単剤療法のエビデンスは高くないが，我が国で本薬が市販された場合，特に併用療法において難治性うつ病治療の選択肢が広がることが期待される。

v）モノアミン酸化酵素阻害薬；MAOI

海外では，従来型のモノアミン酸化酵素A阻害薬としてフェネルジン，トラニルシプラミン，イソカルボキサジドが，可逆的モノアミン酸化酵素A阻害薬としてモクロベミド，ブロファロミン，パルギニンが，モノアミン酸化酵素B阻害薬としてラサギリンが発売されているが，我が国ではうつ病に対して適応のあるMAOIは発売されていない。モノアミンの分解には，モノアミンがMAOによって脱アミノ化されることにより行われるが，MAO-AとMAO-Bでそれぞれ基質選択性があり，MAO-Aはセロトニン・ノルアドレナリンを選択的に脱アミノ化し，MAO-Bはベンジルアミンやフェニルエチル

表 17 MAO のサブタイプと選択基質

	MAO-A	MAO-B
選択基質	セロトニン ノルアドレナリン	フェニルエチルアミン ベンジルアミン
非選択基質	ドパミン　チラミン　トリプタミン	

アミンを選択的に脱アミノ化する。またドパミン・チラミン・トリプタミンは MAO-A，MAO-B 双方により脱アミノ化される（表 17）。従来の MAOI の MAO 阻害作用は不可逆性かつ非選択性で MAO-A と MAO-B の双方を阻害することから，チラミンを大量に含むチーズなどの食物を食べると，腸内で MAO によるチラミン分解を完全に阻害してしまうため，交感神経作動性アミンで昇圧効果を有するチラミンにより高血圧性クリーゼを生じることがある。このため従来の MAO 阻害薬服用中にはチラミン含有食品の食事制限をしなければならず，また三環系抗うつ薬から MAO 阻害薬への切り替えには一定期間の休薬期間が必要であることが，臨床的な大きな欠点となっていた。我が国唯一の MAO 阻害薬であったサフラジンも，食事制限の問題や副作用の肝障害の問題から，1996 年には発売中止となっている。

MAO-A 阻害薬の難治性うつ病への有効性は，1995 年 Thase ME らが MAOI について総説しており，多くのオープン試験と二重盲検試験により三環系および四環系抗うつ薬抵抗うつ病のうち，50% 以上は従来型 MAO 阻害薬への変更により反応することが示されている[21]。このように三環系抗うつ薬や SSRI に抵抗性の難治性うつ病の一部は MAO-A 阻害薬で改善するというエビデンスがある。とくに，過眠，過食，拒絶への過敏性，鉛様麻痺，気分反応性などの特徴をもつ非定型うつ病に対する効果が実証されている。

このような状況の中，近年，可逆的 MAO-A 阻害薬が開発され注目を集めている。可逆的 A 型モノアミン酸化酵素阻害薬（Reversible inhibitors of monoamine oxidaseA；RIMA）は MAO-A のみを選択的・可逆的に阻害するため，脳内セロトニン・ノルアドレナリン濃度を高めるものの，摂取したチラミンは MAO-B により分解されチラミン誘発性高血圧性クリーゼを生じない。モクロベミドは A 型 MAO を選択的・可逆的に阻害することにより脳内モノアミン濃度を増加させ抗うつ効果を発揮する RIMA であり，三環系抗うつ薬と同等の効果をもつことが示されており，難治性うつ病に対しても有効であることが示されている。Volz ら（1994）によりもう 1 つの RIMA であるブロファロミンもトラニルシプラミンとの難治性うつ病に対する無作為化試験が行われ，反応率 73% と有効性が示されている[22]。モクロベミドはヨーロッパでは市販されているが，米国，我が国の開発は中止されており，MAO-A 阻害薬と RIMA については現在我が国への導入予定はないため，今後さらに選択性の高い RIMA の開発が待たれている。

表 18 難治性うつ病に対する有効性が期待される新規抗うつ薬とエビデンス

SSRI（セルトラリン）	SSRI 非反応うつ病の二重盲検試験があり，1 剤の SSRI 無反応例には変更してみる価値がある。
SNRI（ベンラファキシン）	2 種類以上の抗うつ薬抵抗性うつ病への二重盲検試験や比較的多くのオープン試験があり，特に高用量投与ではエビデンスレベルが高い。
NaSSA（ミルタザピン）	SSRI 非反応うつ病の二重盲検試験があり，SSRI 無反応例には変更してみる価値がある。難治性うつ病に対してもいくつかのオープン試験があり，単剤療法または併用療法が有効である可能性がある。
DNRI（ブプロピオン）	無作為オープン試験などで難治性うつ病に対する SSRI との併用効果が示されており，併用療法が有効である可能性がある。
MAO-A 阻害薬	難治性うつ病への有効性が多くの二重盲検試験で示されているが，副作用や食事制限の問題から米国でも現在使用されることは少ない。
RIMA	難治性うつ病に有効である可能性が高いが，モクロベミドの治験も中断し日本への導入予定はない。
MAO-B 阻害薬	難治性うつ病に対して有効である可能性があり，塩酸セレギニンの臨床試験の結果が待たれる。

　選択的 MAO-B 阻害薬は脳内ドパミン濃度を高めることで抗うつ効果を発揮する可能性がある。うつ病の病因については従来ノルアドレナリンとセロトニンが注目され，三環系・四環系抗うつ薬，SSRI，SNRI が開発され臨床に使用されてきたが，これらの薬剤の十分用量を十分な治療期間用いても効果を示さない治療抵抗性の患者が 15～20％存在することが知られている。一方で自殺企図のあるうつ病患者でドパミン代謝産物である髄液中ホモバリニン酸（homovanillic acid；HVA）濃度低下の報告がみられており，ノルアドレナリンとセロトニン系に作用する抗うつ薬に抵抗性を示すうつ病では，ドパミン系が関与している可能性を示唆する。このような理由から，治療抵抗性うつ病患者に対してドパミンアゴニストであるブロモクリプチンなどが臨床試験されており，有効性が示されている。

　モノアミン酸化酵素 B 阻害薬としては，我が国で現在抗パーキンソン病薬として市販されている塩酸セレギニン（商品名；エフピー錠）の難治性うつ病に対しての第 II 相試験が行われている。塩酸セレギニンは MAO-A 選択基質のノルアドレナリンやセロトニンの脳内濃度に影響を与えず，MAO-B を選択的に阻害することにより，モノアミンの分解を阻害し脳内のドパミンやフェニルエチルアミンの濃度を上昇させる。フェニルエチルアミンはドパミンとノルアドレナリンの放出を促進する作用を有しており，ドパミン作動性神経を賦活する。チラミン誘発性異常高血圧は，MAO-B 投与時は残ったMAO-A で分解されるため，低用量投与であれば食事制限の必要はないとされる。

　Mendlewicz J ら（1983）は二重盲検比較対照試験によりセレギニンの抗うつ効果を報

告しており[23]，難治性うつ病に関しても，Sunderland T ら（1994）が，16 名の治療抵抗性老年期患者において二重盲検比較対照試験を行い 60 mg/日の高用量で 3 週間セレギリンを投与したところ，セレギリン群で Hamilton うつ病評価尺度の 37％の減少を示したと報告している[24]。また，我が国でも伊藤ら（2002）により，エフピー錠を治療抵抗性うつ病に使用し，患者が社会復帰可能となった症例報告がなされた[25]。この症例報告によれば，三環系抗うつ薬，SSRI，SNRI，炭酸リチウム併用および電気けいれん療法での治療で有効性が得られず，エフピー錠 5 mg/日によって 2 週間程度で症状の消失を示し職場復帰可能となっている。副作用としては，悪心・嘔吐，ジスキネジア，食欲不振，めまい・ふらつきなどが挙げられ，幻覚，妄想，錯乱，せん妄が出現することもある。セロトニン症候群を誘発する可能性から三環系抗うつ薬や SSRI・SNRI は併用禁忌である。

MAO-B 阻害薬の難治性うつ病への低用量投与は，いまだエビデンスが少なく，現在の塩酸セレギニンの治験結果が注目される。

最後に我が国に導入される可能性のある新規抗うつ薬の難治性うつ病に関するエビデンスを（**表 18**）にあげておく。

（2）抗うつ薬との併用または単独で効果増強が期待されるその他の薬剤

リチウム，甲状腺ホルモン，抗てんかん薬，ドパミンアゴニスト，メチルフェニデートなどの精神賦活薬と抗うつ薬との併用療法や抗うつ薬同士の併用療法の有効性については他の項での解説のとおりであるが，ここでは近年その使用や抗うつ薬との併用が難治性うつ病の治療に有効である可能性があるその他のいくつかの薬剤を紹介する。

ⅰ）5HT1A 受容体作動薬

海外で抗不安薬として市販されているブスピロン（Buspirone）や我が国で抗不安薬として発売されているタンドスピロン（市販名；セディール）は，アザピロン誘導体であり 5HT1A 受容体作動薬という新しい抗不安薬である。Joffe ら（1993）は，オープン試験でフルオキセチンまたはフルボキサミン非反応者 25 名に 3 週間ブスピロンを併用し約 70％に著明または完全な改善があったと報告している[26]。Bouwer C ら（1997）は後方視的追跡的手法で電気けいれん療法無効例 12 名を含む 14 名の患者ので SSRI にブスピロンを併用したところ 43％に改善が認められたことを示している[27]。Dimitriou ら（1998）は，30 名の SSRI 無効者またはクロミプラミン無効者でのブスピロン併用による改善率は，SSRI 群 59％，クロミプラミン群 63％の改善であったことを報告している[28]。

これらいくつかのオープン試験の結果は，10～30 mg/日のブスピロン併用による抗うつ薬治療抵抗性患者への有効率は 50～70％であることを示唆している。しかし，1998 年 Landen M らは初めて二重盲検比較対照試験を行い，シタロプラムまたはパロキセチンが無効であった 119 人を対象にブスピロンを 4 週間併用し，反応率はブスピロン併用

群 50.9％，プラセボ群 46.7％で有意差はなかったことを示している[29]。しかし，この二重盲検比較対照試験ではプラセボ反応率が高く研究デザインの信憑性に疑問が残る。さらに 2001 年 Appelberg らはフルオキセチンまたはシタロプラム非反応者 102 名を対象とした二重盲検比較対照試験[30]を行い，全体ではブスピロン併用の効果は認めなかったものの重症うつ病でブスピロンの併用が有効である可能性を示している。

難治性うつ病へのブスピロンの併用療法は有効である可能性があるが，二重盲検比較対照試験で否定的な報告もあるため，エビデンスレベルは低く今後さらなるコントロール試験が待たれる。

我が国で市販されているタンドスピロンについての報告は少ないが，山田ら（2003）が 36 名の未治療患者について 6 週間の無作為管理下試験を行い，クロミプラミン群，クロミプラミン＋ジアゼパム併用群，クロミプラミン＋タンドスピロン併用群で最終的な改善率に有意な差はなかったが，タンドスピロン併用群では早期にうつ症状が改善する可能性を示している[31]。

ii）α, β アドレナリン受容体・5HT1A 受容体拮抗薬

ピンドロールは，α, β アドレナリン受容体拮抗薬であると同時に 5HT1A 自己受容体に対してはアンタゴニストであり部分アゴニストの作用をもつ。我が国では β 遮断薬として洞性頻脈・狭心症・本態性高血圧症などの治療に用いられている（市販名；カルビスケン）。ピンドロールは米国や我が国では抗うつ薬の併用療法として用いることはまれであるが，ヨーロッパでは以前より SSRI の臨床効果発現を早め，効果を増強するために使用されている。

SSRI 投与初期では SSRI がセロトニン輸送体を阻害し細胞外セロトニンを増やすが，急速に増加したセロトニンが抑制性の 5HT1A 自己受容体を活性化し，結果としてネガティブフィードバックでニューロン発火やセロトニン合成を減らしてしまう可能性がある。しかし SSRI とピンドロールを初期に併用投与した場合，5HT1A 自己受容体をブロックすることで，ネガティブフィードバックを減らしてニューロン発火やセロトニン合成が減少することを防ぎ，結果シナプスからのセロトニン放出を増やすという作用機序が推定されている。このため，ピンドロールの併用投与が，抗うつ効果発現時期を早め，抗うつ効果を増強するのではないかという研究がなされており，オープン試験を始め，多くの比較対照試験も行われている（表 19）。

しかし，SSRI の抗うつ効果発現時期を早める効果，SSRI の抗うつ効果自体を高める効果ともに，一定した臨床試験の結果は得られていない。治療抵抗性うつ病に関しても，オープン試験では，SSRI や三環系抗うつ薬，MAO 阻害薬などに反応しない治療抵抗性うつ病への臨床効果を高める可能性が報告されていた。しかし，Perez ら（1999）は，6 週間のフルオキセチン 40 mg，フルボキサミン 200 mg，パロキセチン 40 mg またはクロミプラミン 150 mg に治療抵抗性であった 80 名の患者に二重盲検比較対照試験を行

表 19 SSRI・ピンドロール併用療法のプラセボ対象試験の成績

研究	抗うつ薬	対象例数	試験期間	ピンドロール投与方法	改善までの期間減少効果	最終的効果
Tome ら (1997)	パロキセチン	80 例	6 週間	2.5 mg 1 日 3 回	±	−
Moreno ら* (1997)	フルオキセチン	10 例	2 週間	2.5 mg 1 日 3 回	−	−
Zanardi ら (1997)	パロキセチン	63 例	1-4 週間	2.5 mg 1 日 3 回	＋	＋
Bordet ら (1998)	パロキセチン	10 例	4 週間	5 mg 1 日 3 回	＋	データなし
Zanardi ら (1998)	フルボキサミン	72 例	6 週間	2.5 mg 1 日 3 回	＋	＋
Smeraldi ら (1998)	フルボキサミン	99 例	6 週間	2.5 mg 1 日 3 回	＋	±
Berman ら (1999)	フルオキセチン	86 例	6 週間	2.5 mg 3 回 5 mg 2 回	−	−
Perez ら* (1999)	数種の SSRI	80 例	10 日間	2.5 mg 1 日 3 回	−	データなし
Perez ら (2001)	フルオキセチン	111 例	6 週間	2.5 mg 1 日 3 回	＋	＋
Zanardi ら (2001)	フルボキサミン	155 例	6 週間	2.5 mg 1 日 3 回	＋	＋
Perry ら* (2004)	数種の SSRI	38 例	6 週間	2.5 mg 1 日 3 回	−	−

*は治療抵抗性うつ病対象

い，プラセボ併用群，ピンドロール併用群で10日間の観察を行ったが反応率は両群とも12.5％で有意な臨床効果の差は得られなかったことを示している[32]。また Perry ら（2004）はフルオキセチン，パロキセチン，セルトラリンへの反応が不十分であった42名の患者で二重盲検比較対照試験を行い，6週間の観察を行ったがプラセボ併用群とピンドロール併用群で抗うつ効果発現時期と最終的な効果に有意な差はなかったことを報告している[33]。このように治療抵抗性うつ病に対しても効果は定まっておらず，二重盲検比較対照試験でも否定的な報告が続いており今後のさらなる報告が待たれている。

iii）非定型抗精神病薬

Robertson と Trimble（1982）は34の二重盲検比較対照試験をレビューし，定型抗精神病薬にある程度の抗うつ効果を示すものがあることを報告している[34]。とくにクロルプロマジンとチオリダジンなどのフェノチアジン系薬剤の抗うつ効果については以前よ

表 20　抗うつ薬・非定形抗精神病薬併用または抗精神病薬単剤投与試験の成績

研究	試験方法 対象症例	対症例数 試験期間	抗うつ薬の種類	併用抗精神病薬と用量	最終的効果
Calabrese ら (2005)	二重盲検 躁うつ病うつ状態	542 例 8 週間	なし	クエチアピン 300-600 mg	＋
Kasper ら (2004)	オープン 妄想性うつ	24 例	シタロプラム	クエチアピン	＋
O'Connor ら (1998)	症例報告	4 例	SSRI ノルトリプチリン	リスペリドン	＋
Ostroff ら* (1999)	症例報告	8 例	SSRI 1 週間	リスペリドン 0.5-1 mg	＋
Stoll ら (2000)	症例報告	5 例	トラニルシプロミン	リスペリドン 0.5-2 mg	＋
Hirose ら (2002)	オープン	36 例 6 週間	フルボキサミン	リスペリドン 0.5-1 mg	＋
Tani ら* (2005)	症例報告	5 例	ミルナシプラン	リスペリドン 0.5-1 mg	＋
Papakostas ら* (2003)	オープン	20 例 6 週間	SSRI	ジプラシドン	＋
Shelton ら* (2001)	二重盲検	28 例 8 週間	フルオキセチン	オランザピン 5-20 mg	＋
Marangell ら (2002)	オープン アパシー	21 例 8 週間	SSRI	オランザピン 2.6-8.2 mg	＋
Dube ら* (2002)	二重盲検	500 例	フルオキセチン ノリトリプチリン	オランザピン	－
Corya ら* (2003)	オープン	560 例 76 週間	フルオキセチン	オランザピン	＋
Tohen ら (2003)	二重盲検 躁うつ病うつ状態	833 例 8 週間	フルオキセチン	オランザピン 5-20 mg	＋
Rothschild ら (2004)	二重盲検 妄想性うつ	124 例 8 週間	フルオキセチン	オランザピン 5-20 mg	＋
Barbee ら* (2004)	クロスオーバー	49 例	種々のクラス	オランザピン クエチアピン リスペリドン ジプラシドン	＋

*は治療抵抗性うつ病対象

り多くの臨床試験で有効性が示唆されてきた。また精神病症状をもつ妄想性うつ病では，抗うつ薬に治療抵抗性を示すものがあり，抗うつ薬と抗精神病薬の併用が，どちらか片

方の薬剤で治療するよりも有効であることも報告されていた。しかし，定型抗精神病薬は遅発性ジスキネジアや錐体外路症状が出現しやすく，近年は副作用の少ない非定形抗精神病薬の抗うつ薬への併用による難治性うつ病への有効性が注目され，オランザピン，リスペリドン，クエチアピン，ジプラシドンなどの非定型抗精神病薬において近年多くのオープン試験が報告されており，多くの報告で抗うつ効果増強および抗うつ効果の早期発現がみられている（表20）。

抗精神病薬の併用効果の機序はまだはっきりわかってはいないが，Zhang ら（2000）はオランザピンとフルオキセチンの併用により，ラット前頭前野におけるノルアドレナリンやドパミンの放出が増加することを報告しており[35]，多くの受容体に親和性をもつオランザピンがドパミンやノルアドレナリンの放出を阻害する可能性のある 5HT2C 受容体に拮抗し，結果として前頭前野のモノアミン放出を増加させるのではないかという推測がなされている。

非精神病性治療抵抗性うつ病に対する非定型抗精神病薬の二重盲検比較対照試験はオランザピンのみ行われており，1つの研究においてその有効性が示されている。2001年Shelton らにより行われたこの研究[36]では，フルオキセチン 20〜60 mg／日での 6 週間の治療に反応しない 28 名の大うつ病患者を対象にフルオキセチン単剤群，オランザピン単剤群，フルオキセチン＋オランザピン併用群に無作為割付し，8 週間の治療を行ったところフルオキセチン＋オランザピン併用群（オランザピン平均投与量 13.5 mg／日）が単剤治療群に比して 1 週後から 8 週終了時まで有意にうつ病評価尺度の有意な改善があったことが報告されている。また Corya ら（2003）により少なくとも 2 つのクラスで反応しない 145 例の治療抵抗性うつ病を含む 560 例の大規模な多施設オープン試験が 76 週間にわたり行われ，治療抵抗性うつ病のオランザピン・フルオキセチン併用群での反応率は 53％（寛解率 44％）にもおよぶことが報告されている[37]。近年急速に有効性の報告が増加し，とくにオランザピンは SSRI への併用投与による治療抵抗性うつ病治療のエビデンスが構築されつつある。しかし近年行われた Dube ら（2002）の無作為臨床試験[38]では，その有効性が否定されており，今後さらなる大規模な二重盲検比較対照試験の報告が待たれる。

iv）副腎皮質ホルモンと抗糖質コルチコイド受容体薬

従来よりストレスとの関連からうつ病と視床下部─下垂体─副腎皮質系の関係はよく研究されてきた。うつ病患者では，コルチゾール概日リズムの異常，コルチゾール過剰分泌，ACTH 投与によるコルチゾール過分泌，コルチコトロピン放出ホルモンの過分泌，デキサメサゾン抑制試験のコルチゾール反応性低下などが指摘され，視床下部─下垂体─副腎皮質系の異常が存在することが示唆されている。糖質コルチコイドであるデキサメサゾンの短期間投与による抗うつ効果（表21）の報告があり，また近年は抗糖質コルチコイド受容体薬による抗うつ効果も報告されている。

表 21 デキサメサゾンの抗うつ薬併用による効果

研究	試験方法	対症例数試験期間	抗うつ薬の種類	デキサメサゾン投与法と用量	最終的効果
McClure ら (1968)*	症例報告	少数	イミプラミン	0.75 mg/日 経口	＋
Arena ら (1991)*	オープン	16 例 10 日間	なし	4-8 mg 静注	＋
Arena ら (1995)	二重盲検	37 名 14 日間	なし	デキサメソゾン 4 mg/日経口 4 日間	＋
Wolkowitz ら (1996)	二重盲検	5 名 10 日間	なし	6 mg 経口	－
Dinan ら (1997)*	オープン	10 例 21 日間	セルトラリン フルオキセチン	3 mg/日 4 日間	＋

＊は治療抵抗性うつ病対象

　糖質コルチコイドについては，McClure と Cleghorn（1968）がイミプラミン治療抵抗性うつ病にデキサメサゾン 0.75 mg/日を併用したところ 2〜3 週後に軽快した妄想性うつ病の症例を報告し[39]，以来単発的に報告がみられる。二重盲検比較対照試験は 1 つだけ存在し，Arana ら（1995）は 37 名のうつ病患者で二重盲検比較対照試験を行い，4 mg/日のデキサメサゾン投与を 4 日間行った群は 2 週間後の反応率が 37％でプラセボ群の 6％より有意に改善したという。

　抗糖質コルチコイド受容体薬は，近年になり多くのオープン試験，プラセボ対照試験が行われており，ケトコナゾール，アミドグルテチミド，メチラポン（我が国では下垂体 ACTH 分泌機能検査用薬メトピロンとして市販）が使用されている。1999 年 Owen M らの抗糖質コルチコイド受容体薬の総説によれば[40]，11 の報告を総括し抗糖質コルチコイド薬を投与された患者の 67％は臨床的意味のある改善を示したという。難治性うつ病に対する有効性は，少数例でのオープン試験で報告されている。Murphy ら（1991, 1998）[41,42]や Ghadirian ら（1995）は，2 ヵ月間オープン試験で，17 名の治療抵抗性うつ病について報告し，ケトコナゾール，アミドグルテチミド，メチラポンによる 2 ヵ月の治療期間を完了した 17 人の患者のうち完全寛解は 11 名，部分寛解は 2 名で，8 名は治療中断後も平均 8 ヵ月以上寛解が維持されたという。

　このようにデキサメサゾンや抗糖質コルチコイド受容体薬は抗うつ効果を持つことが示唆されており，難治性うつ病に対して有効である可能性はある。しかし投与量や投与期間について一定のコンセンサスはなく，長期投与の効果や安全性もわからないため，臨床的使用はまだ控えるべきであろう。

ⅴ）性ホルモン

　1979 年 Edward らは 40 名（閉経前 27 名，閉経後 13 名）の閉経前後の女性難治性うつ病患者を対象に 4 週間の二重盲検比較対照試験を行いエストロゲン 5～25 mg/日の高用量エストロゲン療法の有効性を示している[43]。また，Holsboer ら（1983）はオープン試験で 20 名（閉経前 10 名，閉経後 10 名）の女性うつ病患者に，エチニルエストラジオール 0.06 mg/日を 4 週間投与し，閉経後女性では 10 名中 7 名に，閉経前女性では 10 名中 4 名に改善がみられたことを報告している[44]。しかし，Shapira ら（1985）は 2 種類以上の抗うつ薬に治療抵抗性の双極性うつ病を含む 11 例（閉経前 3 名，閉経後 8 名）でプラセボ対照二重盲検クロスオーバー試験を行い，イミプラミンと 1.25～3.75 mg/日のエストロゲンの併用療法の有効性を否定している[45]。

　近年は，産後うつ病や更年期うつ病に対する有効性の報告がある。Cohen ら（2003）は 22 名（更年期 10 名，閉経後 12 名）の女性うつ病患者でオープン試験を行い，4 週間の 17β エストラジオール（100ug/日 経皮投与）を投与して，試験を完了した 20 名のうち 8 名が寛解（閉経後 2 名，更年期 6 名）したことを示した[46]。また Gregoire ら（1996）は二重盲検比較対照試験で 61 名の産後うつ病を持つ女性に対する経皮的 17β エストラジオール 200ug/日が有効であることを報告している[47]。また Soares ら（2001）も更年期大うつ病女性 26 人に対する 17β エストラジオール 100ug 二重盲検比較対照試験を 12 週間行い，その有効性を報告している[48]。また，Morgan ら（2005）は二重盲検比較対照試験における抗うつ薬治療にて部分反応であった 17 名の更年期うつ病患者に対する 0.625 mg/日の結合型エストロゲンの有効性を報告している[49]。

　このように，うつ病女性全体への女性ホルモン補充療法の効果は一定していないが，難治性産後うつ病や更年期うつ病へのエストロゲン併用療法は有効である可能性がある。

　男性の場合は男性ホルモンの併用が有効であるという報告がみられる。Wolkowitz ら（1997）は 6 人の中高年大うつ病患者に 4 週間 Dehydroepiandrosterone（DHEA）30～90 mg を投与して DHEA とその硫酸塩である DHEA-S（DHEA-sulfate）が若年者と同様の血清濃度レベルになるよう維持したところうつ症状の改善がみられたことを報告している[50]。Seidman SN ら（1998）は SSRI に反応しなかったテストステロンレベルの低い 5 人の患者に単盲検試験を行い隔週 400 mg のテストステロン補充が効果を示すことを示している[51]。また，Wolkowitz ら（1999）は 10 人の女性を含む 25 人のうつ病患者に二重盲検比較対照試験を行い，治療反応者は 6 週間最大 90 mg/日の DHEA を投与した群で 45％，プラセボ群は 0％で有意に差がみられたと報告している[52]。

　このように男性ホルモン投与はうつ病男性全体への効果は証明されていないものの，性機能低下のあるうつ病男性には有効である可能性がある。

vi）グルタミン酸受容体拮抗薬

慢性抗うつ薬投与におけるグルタミン酸経路への影響が報告されており，また動物実験にてNメチルDアスパラギン酸（N-methyl-D-aspartate；NMDA）受容体拮抗薬の抗うつ効果が示されている。ヒトにおいては，2000年Bermanらがうつ病患者7人に対しNMDA受容体拮抗薬であるケタミンの二重盲検単回投与試験を行いその有効性を示唆し[53]，2005年にはOstroffらが修正型電気けいれん療法に併用されたケタミンの持つ抗うつ効果および認知機能保護効果の可能性を示唆している[54]。

また，Calabreseら（1999）などによりグルタミン酸放出を抑制するラモトリジンがヒトにおいて抗うつ効果をもつことが報告されている[55]。

リルゾールは，培養ラット脊髄運動ニューロンを用いた試験において，グルタミン酸およびグルタミン酸取り込み阻害薬による神経細胞死を抑制し，またラット脳海馬スライスを用いた試験において興奮性アミノ酸受容体アゴニストのNMDAや電位依存性Na^+チャネルアゴニストによる神経細胞死を抑制するなどの神経細胞保護作用を持つことが知られており，我が国では現在筋萎縮性側索硬化症の治療薬として市販されている（市販名リルテック）。2004年Zarateらにより，リルゾールの非精神病性難治性うつ病に対する効果を調べるオープン試験が報告された[56]。この試験では抗うつ薬治療が無効であった19人に6週間100～200mg（平均168.8mg）/日のリルゾールが投与された。試験を完了できた患者は19名中13人で，試験開始後3週間後よりすべての患者において有意な改善が認められ，最終反応率は32%（試験完了者の46%），寛解率21%（試験完了者の31%）であり，リルゾール治療の反応率や寛解率が，難治性うつ病に用いられる抗うつ薬の有効性とほぼ同等であったと報告している。

リルゾールの臨床試験の報告は初めてであり，まだエビデンスは非常に乏しいものの，治療抵抗性うつ病のグルタミン酸経路の関与を示唆する報告であり今後の報告が注目される。

vii）セロトニン前駆物質

セロトニン前駆物質であるトリプトファンは米国ではうつ病，肥満，アルコール依存症などの多くの病気の治療や，栄養補給食として用いられてきた。しかし，1989年ごろからトリプトファン生成過程で混じる不純物により好酸球増多症を伴う呼吸困難，咳，発疹などの症状が多くの使用者に出現し，以来トリプトファンが治療に用いられることはほとんどなくなった。

しかし，以前にセロトニン前駆物質であるトリプトファンを補充することで抗うつ薬の抗うつ効果を増強するといういくつかの報告がみられている。TCAへの併用療法では否定的な報告が多いものの，1960年代から70年代にかけていくつかのプラセボ対象試験でMAOIへのトリプトファン併用療法の有効性を示す報告が存在する。難治性うつ病に対してのエビデンスはほとんどないが，1997年Lamらは季節性うつ病に対する2週

表 22 その他の併用療法での難治性うつ病に対する有効性が期待される薬剤とエビデンス

薬剤名	エビデンスレベル
セロトニン1A受容体作動薬（ブスピロン，タンドスピロン）	ブスピロンは多くの臨床試験があるが，否定的な二重盲検試験があり，今後の二重盲検試験が待たれる。
α, βアドレナリン受容体・セロトニン1A受容体拮抗薬（ピンドロール）	多くの臨床試験があるが，否定的な二重盲検試験があり，今後の二重盲検試験が待たれる。
非定型抗精神病薬（オランザピン）	近年エビデンスが増加しつつあり，特にオランザピンは有効である可能性がある。
副腎皮質ホルモンと抗糖質コルチコイド薬	多くの短期投与の臨床試験があり，有効である可能性があるが用量設定や長期投与効果や安全性が不明確で，日常臨床使用は控えたい。
性ホルモン	女性ホルモンは女性更年期うつ病や産後うつ病，男性ホルモンは性機能低下のある男性うつ病に有効である可能性がある。
グルタミン酸受容体拮抗薬	1つのオープン試験でリルゾールが単剤で有効である可能性を示唆しているが，エビデンスは乏しく今後の報告が待たれる。
セロトニン前駆物質	トリプトファンが1980年代頃まで使用されていたが近年は使用がほとんどなく難治性うつ病へのエビデンスは乏しい。

間の光線療法不応者または部分反応者16名に l-トリプトファンの1g1日3回の投与併用のオープン試験を行い，64％に改善が得られたことを示している[57]。

最後に，その他の併用療法での難治性うつ病に対する有効性が期待される薬剤とエビデンスを（表22）にまとめておく。

(3) 開発段階の期待される抗うつ薬

トリプトファンの補酵素である Tetrahydrobiopterin, メチル供与体である S-adenosyl-methionine, Σ受容体作動薬, Substance P 受容体拮抗薬, neurokinin-1 受容体拮抗薬, brain-derived neurotropic factor (BDNF), phosphodiesterase (PDE) 阻害薬である Rolipram などはまったく新しい機序をもつ抗うつ薬として期待される薬剤である。Rolipram は二重盲検試験で三環系抗うつ薬と同等の抗うつ効果が報告され，難治性うつ病に対する効果も報告されている。

文　献

1) Brown WA, Harrison W：Are patients who are intolerant to one SSRI intolerant to another ?

Psychopharmacol Bull ; 28 (3) : 253-6, 1992.

2) Thase ME, Blomgren SL, Birkett MA, et al : Fluoxetine treatment of patients with major depressive disorder who failed initial treatment with sertraline. J Clin Psychiatry ; 58 (1) : 16-21, 1997.

3) Joffe RT, Levitt AJ, Sokolov ST, et al : Response to an open trial of a second SSRI in major depression. J Clin Psychiatry ; 57 (3) : 114-5, 1996.

4) Thase ME, Kremer C, Rodrigues HE : The SSRI Failure Study Group. Mirtazapine versus sertraline after SSRI non-response. Poster presented at : annual Meeting of the American College of Neuropsychopharmacology. San Juan, Puerto Rico. December 10-14. 2000.

5) Papakostas GI, Petersen T, Worthington JJ, et al : A pilot, open study of sertraline in outpatients with treatment-resistant depression (TRD) or with a history of TRD who responded but later relapsed. Int Clin Psychopharmacol ; 18 (5) : 293-6, 2003.

6) Delgado PL, Price LH, Charney DS, et al : Efficacy of fluvoxamine in treatment-refractory depression. J Affect Disord ; 15 (1) : 55-60, 1988.

7) Beasley CM Jr, Sayler ME, Cunningham GE, et al : Fluoxetine in tricyclic refractory major depressive disorder. J Affect Disord ; 20 (3) : 193-200, 1990.

8) Poirier MF, Boyer P : Venlafaxine and paroxetine in treatment-resistant depression. Double-blind, randomised comparison. Br J Psychiatry ; 175 : 12-6, 1999.

9) Nierenberg AA, Feighner JP, Rudolph R, et al : Venlafaxine for treatment-resistant unipolar depression. J Clin Psychopharmacol ; 14 (6) : 419-23, 1994.

10) De Montigny C, Silverstone PH, Debonnel G, et al : Venlafaxine in treatment-resistant major depression : a Canadian multicenter, open-label trial. J Clin Psychopharmacol ; 19 (5) : 401-6, 1999.

11) Whyte EM, Basinski J, Farhi P, et al : Geriatric depression treatment in nonresponders to selective serotonin reuptake inhibitors. J Clin Psychiatry ; 65 (12) : 1634-41, 2004.

12) Boumans A, Schutte AJ, den Boer HJA : Switching to mirtazapine in everyday clinical practice. World Psychiatric Association Annual meeting, Hamburg, germany. 57, 1998.

13) Carpenter LL, Jocic Z, Hall JM, et al : Mirtazapine augmentation in the treatment of refractory depression. J Clin Psychiatry ; 60 (1) : 45-9, 1999.

14) Fava M : Augmentation and combination strategies in treatment-resistant depression. J Clin Psychiatry ; 62 Suppl 18 : 4-11, 2001.

15) Dante DC Wan, Divya Kundhur, Kevin Solomons, et al : Yatham, and Raymond W. Lam Mirtazapine for treatment-resistant depression : a preliminary report J Psychiatry Neurosci ; 28 (1) : 55-59, 2003.

16) Fava M, Papakostas GI, Petersen T, et al : Switching to bupropion in fluoxetine-resistant

major depressive disorder. Ann Clin Psychiatry；15（1）：17-22, 2003.
17) Bodkin JA, Lasser RA, Wines JD Jr, et al：Combining serotonin reuptake inhibitors and bupropion in partial responders to antidepressant monotherapy. J Clin Psychiatry；58（4）137-45, 1997.
18) Spier SA：Use of bupropion with SRIs and venlafaxine. Depress Anxiety；7（2）：73-5, 1998.
19) Kennedy SH, McCann SM, Masellis M, et al：Combining bupropion SR with venlafaxine, paroxetine, or fluoxetine：a preliminary report on pharmacokinetic, therapeutic, and sexual dysfunction effects. J Clin Psychiatry；63（3）：181-6, 2002.
20) Lam RW, Hossie H, Solomons K, et al：Citalopram and bupropion-SR：combining versus switching in patients with treatment-resistant depression. J Clin Psychiatry；65（3）：337-40, 2004.
21) Thase ME, Trivedi MH, Rush AJ：MAOIs in the contemporary treatment of depression. Neuropsychopharmacology；12（3）：185-219, 1995.
22) Volz HP, Faltus F, Magyar I, et al：Brofaromine in treatment-resistant depressed patients—a comparative trial versus tranylcypromine. J Affect Disord. 1994；30（3）：209-17, 1994.
23) Mendlewicz J, Youdim MB：L-Deprenil, a selective monoamine oxidase type B inhibitor, in the treatment of depression：a double blind evaluation. Br J Psychiatry. 1983；142：508-11, 1983.
24) Sunderland T, Cohen RM, Molchan S, et al：High-dose selegiline in treatment-resistant older depressive patients. Arch Gen Psychiatry. 1994；51（8）：607-15, 1994.
25) 伊藤研一ら：MAO－B阻害薬selegillineが著効を示した難治性うつ病の一例．精神医学 44：1115-1117. 2002.
26) Joffe RT, Schuller DR：An open study of buspirone augmentation of serotonin reuptake inhibitors in refractory depression. J Clin Psychiatry；54（7）：269-71, 1993.
27) Bouwer C, Stein DJ：Buspirone is an effective augmenting agent of serotonin selective reuptake inhibitors in severe treatment-refractory depression. S Afr Med J；87（4 Suppl）：534-7, 540, 1997.
28) Dimitriou EC, Dimitriou CE：Buspirone augmentation of antidepressant therapy. J Clin Psychopharmacol；18（6）：465-9, 1998.
29) Landen M, Bjorling G, Agren H, et al：A randomized, double-blind, placebo-controlled trial of buspirone in combination with an SSRI in patients with treatment-refractory depression. J Clin Psychiatry. 1998 Dec；59（12）：664-8.
30) Appelberg BG, Syvalahti EK, Koskinen TE, et al：Patients with severe depression may benefit from buspirone augmentation of selective serotonin reuptake inhibitors：results from a placebo-controlled, randomized, double-blind, placebo wash-in study.

31) Yamada K, Yagi G, Kanda S：Clinical efficacy of tandospirone augmentation in patients with major depressive disorder：a randomized controlled trial. Psychiatry Clin Neurosci；57（2）：183-7, 2003.

32) Perez V, Soler J, Puigdemont D, et al：A double-blind, randomized, placebo-controlled trial of pindolol augmentation in depressive patients resistant to serotonin reuptake inhibitors. Grup de Recerca en Trastorns Afectius. Arch Gen Psychiatry；56（4）：375-9, 1999.

33) Perry EB, Berman RM, Sanacora G, et al：Pindolol augmentation in depressed patients resistant to selective serotonin reuptake inhibitors：a double-blind, randomized, controlled trial. J Clin Psychiatry；65（2）：238-43, 2004.

34) Robertson MM, Trimble MR：Major tranquillisers used as antidepressants. A review. J Affect Disord；4（3）：173-93, 1982.

35) Zhang W, Perry KW, Wong DT, et al：Synergistic effects of olanzapine and other antipsychotic agents in combination with fluoxetine on norepinephrine and dopamine release in rat prefrontal cortex. Neuropsychopharmacology；23（3）：250-62, 2000.

36) Shelton RC, Tollefson GD, Tohen M, et al：A novel augmentation strategy for treating resistant major depression. Am J Psychiatry；158（1）：131-4, 2001.

37) Corya SA, Andersen SW, Detke HC, et al：Long-term antidepressant efficacy and safety of olanzapine/fluoxetine combination：a 76-week open-label study. J Clin Psychiatry；64（11）：1349-56, 2003.

38) Dube S, Paul S, Sanger T, et al：olanzapine-fluoxetine combination in treatment-resistant depression. Eur Psychiatry 17（suppl 1）：98, 2002.

39) McClure DJ, Cleghorn RA：Suppression studies in affective disorders. Can Psychiatr Assoc J；13（6）：477-88, 1968.

40) Owen M, Wolkowitz and Victor I：Reus Treatment of Depression With Antiglucocorticoid Drugs Psychosom Med 61：698-711, 1999.

41) Murphy BE, Dhar V, Ghadirian, et al：Response to steroid suppression in major depression resistant to antidepressant therapy. J Clin Psychopharmacol；11（2）：121-6, 1991.

42) Murphy BE, Ghadirian AM, Dhar V：Neuroendocrine responses to inhibitors of steroid biosynthesis in patients with major depression resistantto antidepressant therapyCan J Psychiatry；43（3）：279-86, 1998.

43) Edward L, Klaider, et al：Estrogen therapy for severe persistent depression in woman. Arch Gen Pstchiatry36：550-554, 1979.

44) Holsboer F, Benkert O, Demisch L：Changes in MAO activity during estrogen treatment of females with endogenous depression. Mod Probl Pharmacopsychiatry；19：321-6, 1983.

45) Shapira B, Oppenheim G, Zohar J, et al：Lack of efficacy of estrogen supplementation to imi-

pramine in resistant female depressives. Biol Psychiatry；20（5）：576-9, 1985.

46) Cohen LS, Soares CN, Poitras JR, et al：Short-term use of estradiol for depression in perimenopausal and postmenopausal Woman：a preliminary report. Am J Psychiatry；160（8）：1519-22, 2003.

47) Gregoire AJ, Kumar R, Everitt B, et al：Transdermal oestrogen for treatment of severe postnatal depression. Lancet；347（9006）：930-3, 1996.

48) Soares CN, Almeida OP, Joffe H, et al：Efficacy of estradiol for the treatment of depressive disorders in perimenopausal woman：a double-blind, randomized, placebo-controlled trial. Arch Gen Psychiatry；58（6）：529-34, 2001.

49) Morgan ML, Cook IA, Rapkin AJ, et al：Estrogen augmentation of antidepressants in perimenopausal depression：a pilot study. J Clin Psychiatry；66（6）：774-80, 2005.

50) Wolkowitz OM, Reus VI, Roberts E, et al：Dehydroepiandrosterone（DHEA）treatment of depression. Biol Psychiatry；41（3）：311-8, 1997.

51) Seidman SN, Rabkin JG：Testosterone replacement therapy for hypogonadal men with SSRI-refractory depression. J Affect Disord；48（2-3）：157-61, 1998.

52) Wolkowitz OM, Reus VI, Keebler A：Double-blind treatment of major depression with dehydroepiandrosterone. Am J Psychiatry；156（4）：646-9, 1999.

53) Berman RM, Cappiello A, Anand A, et al：Antidepressant effects of ketamine in depressed patients. Biol Psychiatry；47（4）：351-4, 2000.

54) Ostroff R, Gonzales M, Sanacora G：Antidepressant effect of ketamine during ECT. Am J Psychiatry；162（7）：1385-6, 2005.

55) Calabrese JR, Bowden CL, Sachs GS, et al：(Lamictal 602 Study Group)：A double-blind placebo-controlled study of lamotrigine monotherapy in outpatients with bipolar I depression. J Clin Psychiatry；60：79-88, 1999.

56) Zarate CA Jr, Payne JL, Quiroz J, et al：An open-label trial of riluzole in patients with treatment-resistant major depression. Am J Psychiatry；161（1）：171-4, 2004.

57) Lam RW, Lavitan RD, Tam EM, et al：L-tryptophan augmentation of light therapy in patients with seasonal affective disorder. Can J Psychiatry；42（3）：303-6, 1997.

58) Michael E：Thase MD. Therapeutic alternatives for difficult-to-treat depression：A narrative review of the State of evidence. CNS Spectr；9（11）：808-16, 818-21. Review, 2004.

59) Shelton RC：The use of antidepressants in novel combination therapies. J Clin Psychiatry；64 Suppl 2：14-8. Review, 2003.

60) Nelson JC：Managing treatment-resistant major depression. J Clin Psychiatry；64 Suppl 1：5-12. Review, 2003.

61) Lam RW, Wan DD, Cohen NL, et al：Combining antidepressants for treatment-resistant

depression : a review. J Clin Psychiatry ; 63（8）: 685-93. Review, 2002.
62) Nelson JC : Augmentation strategies in depression 2000. J Clin Psychiatry ; 61 Suppl 2 : 13-9. Review, 2000.
63) St John D : Pharmacotherapeutic approaches to treatment-resistant depression. JAAPA. ; 16（3）: 32-4, 37-8, 40 passim. Review, 2003.
64) Hirschfeld RM : The use of mirtazapine in difficult-to-treat patient populations. Hum Psychopharmacol Jun ; 17 Suppl 1 : S33-6. Review, 2002.
65) Segrave R, Nathan PJ : Pindolol augmentation of selective serotonin reuptake inhibitors : accounting for the variability of results of placebo-controlled double-blind studies in patients with major depression. Hum Psychopharmacol ; 20（3）: 163-74. Review, 2005.
66) Klein N, Sacher J, Wallner H, et al : Therapy of treatment resistant depression : focus on the management of TRD with atypical antipsychotics. CNS Spectr ; 9（11）: 823-32. Review, 2004.
67) Thase ME : What role do atypical antipsychotic drugs have in treatment-resistant depression? J Clin Psychiatry ; 63（2）: 95-103. Review, 2002.
68) Wolkowitz OM, ReusVI : Treatment of depression with antiglucocorticoid drugs. Psychosom Med. ; 61（5）: 698-711, 1999.
69) Sanacora G, Kendell SF, Fenton L, et al : Riluzole augmentation for treatment-resistant depression. Am J Psychiatry Nov ; 161（11）: 2132, 2004.

（岡本長久，野田隆政）

8．電気けいれん療法（electroconvulsive therapy；ECT）

　1938年，Celettiらが統合失調症に対して世界で初めてECTを行った。本邦での報告は，1939年，安河内と向笠によるものが最初である。その後，うつ病へのECTの有効性も確認され，その高い有効性から世界中で普及していった。1950年代になると，海外で修正型電気けいれん療法（modified ECT；mECT）が施行されるようになった。我が国では1980年代に総合病院を中心としてmECTが普及し，高齢患者や身体合併症患者に対しても比較的安全なECTを提供できるようになった。海外では欧米を中心として広く普及していた定電流短パルス矩形波治療器（パルス波治療器）が，本邦で2002年に認可された。パルス波治療器は，交流正弦波治療器（サイン波治療器）の1/3程度のエネルギー量（最大100J）でけいれんを誘発でき，サイン波治療器と比較して，安全かつ効率的なECTを行えるようになった（**表23**）。
　本稿では，最初に各論としてうつ病とECTについてエビデンスを中心に解説し，そ

表 23 パルス波治療器の利点と問題点（APA, 2001）[4]

利点	問題点
効率的なけいれん誘発	発作が誘発されない可能性
少ない認知障害	
けいれん閾値の推定	
火傷予防	
脳波，筋電図，心電図モニター管理	
パルス幅，周波数，刺激時間の変更可能	

A Task Force Report of the American Psychiatoric Association：The Practice of Electroconvulsive therapy：Recommendations for Treatment, and Privilegileging 2nd ed. APA, 2001.

の後総論として ECT の禁忌，副作用，そして，ECT 治療計画について解説するという構成とした。

(1) ECT の有効性

最近のメタアナリシスによると，ECT は，模擬 ECT やプラセボ，選択的セロトニン再取り込み阻害薬（selective serotonin reuptake inhibitor；SSRI），三環系抗うつ薬（tricyclic antidepressant；TCA），TCA＋リチウムの増強効果（augmentation），モノアミン酸化酵素阻害薬（monoamine oxidase inhibitor；MAOI）に対して同等以上の有効性を示した[32]。The UK ECT review group は，ECT が薬物療法と比較して有意に効果的であったと報告した。また，うつ病に対してパルス波治療器は，サイン波治療器に比べ，安全，効率的なだけでなく，有効性に関しても同等であると結論づけている[44]。77 例のうつ病について検討した McCall らの研究では，QOL（quality of life）や日常生活機能は，ECT 後 2〜4 週で改善したと報告している。しかし，その有効性は短期間であるという報告[11,38]が多い。経済的な側面では，ECT はその有効性や迅速な効果発現から費用対効果が高いという報告がある[11]。

(2) 薬物療法抵抗性うつ病への ECT

治療抵抗性うつ病に対する ECT の有効性については，Avery らがレビューしている。200〜350 mg のイミプラミンを 30 日間投与し改善しなかった薬物療法抵抗性うつ病 109 例に対して ECT を行った。その結果，93 例（85％）に ECT が効果的であった[5]。van den broek らは 4 週間の TCA による薬物療法で，適正血中濃度にあった 85 例を薬物療法抵抗性うつ病と非薬物療法抵抗性うつ病の 2 群に分け，ECT を行ったところ，それぞれ 82.5％（30/48 例），81.1％（30/37 例）が 17 項目 Hamilton うつ病評価尺度（Hamilton Rating Scale for Depression；HRSD）において 50％以上の改善を示した。また，HRSD で 7 点以下である寛解率はそれぞれ 43.8％（21/48），40.5％（15/37）であった[46]。Husain

表 24　ECT の適応状態（APA, 2001）[4]

一次的使用	二次的使用
・精神症状の型（緊張病状態など） ・症状が重篤（深刻な焦燥感など） ・自傷他害の危険（自殺企図など） ・ECT が効果的であった治療歴 ・全身状態（全身衰弱など） ・他の治療よりも高い安全性（高齢者，妊娠中など） ・患者希望	・薬物療法への乏しい反応性 ・副作用，忍容性において ECT が優れる場合

A Task Force Report of the American Psychiatoric Association：The Practice of Electroconvulsive therapy：Recommendations for Treatment, Training, and Prining 2nd ed. APA, 2001

らは，薬物療法抵抗性が ECT 抵抗性を示すという仮説を検証した。8 例の双極性障害を含む 50 例の気分障害患者に対して，平均 7.5 回の ECT を行ったが，薬物療法抵抗群と非薬物療法抵抗群において両群ともに 60％の改善率を示した[13]。これらの報告からも薬物療法抵抗性うつ病の治療として ECT が選択肢となることがわかる。

　アメリカ精神医学会（American Psychiatric Association；APA）のガイドラインによると，薬物療法抵抗性の場合二次適応となることが示されている。とくに ECT が効果的であった治療歴がある場合には，第一選択の候補として検討する[4]（表 24）。

　薬物療法抵抗性うつ病と診断する前に，うつ病の診断の再検討，薬物療法抵抗性の確認を行うことが重要である[12]。適切な薬物療法にもかかわらず，再燃，再発を繰り返す場合は，継続，維持療法として ECT（continuation ECT；継続 ECT, maintenance ECT；維持 ECT）が選択肢となる（後述）。

（3）ECT 抵抗性

　ECT に抵抗性を示す症例もあり，de Vreede らは，53 例中 HRSD で改善率が 50％未満であった 31 例に対して ECT に抵抗性を示す因子を分析した。その結果，ECT 抵抗性の因子として 65 歳以下，精神病性うつ病，治療抵抗性，パーソナリティー障害の 4 つが明らかとなった[8]。うつ病とパーソナリティー障害の合併に関しては，境界性パーソナリティー障害は，他のパーソナリティー障害や他の精神疾患の合併がないうつ病に比べて，ECT の反応性が乏しい[9]。薬物療法抵抗性が ECT 反応性や ECT による寛解率を低下させる因子ではないという報告[13,46]もあり一定しないが，ECT を積極的に検討する価値はある。

　ECT 施行時の薬物療法の併用について，TCA と SSRI を比較したところ，急性期においては ECT＋イミプラミン群が ECT＋パロキセチン群に比べてすみやかに症状が軽快したという，併用薬物療法の増強効果を示した報告がある[19]。また，Nelson らは，ECT

とTCAの併用についてプラセボ対照試験を行った。TCA＋ECT群はプラセボ＋ECT群に比べ，有意な治療効果を認め，効果はTCAの用量に比例した[27]。このように，ECT抵抗例に対して，薬物療法の調整も大きな価値があると考えられる。

（4）ECT後の再燃

ECTは高い急性期効果に比べて，効果が長続きせず，継続療法を行わない場合は，高い再燃率を示す。ECTコース終了後継続療法を行わない場合に，6ヵ月以内の再燃率はBourgonらによると50％であり[6]，Sackeimらによると84％となる[40]。再燃率は，妄想性うつ病，二重うつ病ではさらに高くなり[6]，治療抵抗性も同様に再燃しやすい[4]ことがわかっている。

（5）継続，維持療法

ECTコース終了後の高い再燃率のため，継続療法が大変重要となり，適切な治療計画が要求される。初回ECTコース後の治療として，ⅰ）薬物による継続療法，ⅱ）ECTによる継続療法が考えられる。

ⅰ）薬物による継続，維持療法

Sackeimらは，薬物療法による継続，維持療法を検討するため，薬物の血中濃度を適切に保つようにデザインした研究を行った。ECTコース終了から6ヵ月後の再燃率は，ノルトリプチリンとリチウムの併用療法群が39％，プラセボ群が84％，ノルトリプチリン単独治療群が60％と，ノルトリプチリンとリチウムの併用療法がもっとも有効であった[40]。継続，維持療法としてTCAの報告を散見するが，LauritzenらはSSRIとTCA，プラセボを比較している。ECT施行後の再燃率は，パロキセチン群が10％，イミプラミン群が30％，プラセボ群が50％であり，再燃予防にパロキセチンが効果的であったとしている[19]。再燃の時期については，とくにECTコース終了後4週間以内に多くみられた[40]。これらの報告からもECTコース終了後の薬物療法が重要であることが分かる。なお，ECT施行前に効果がなかった薬剤は継続治療に使わない方がよい[6]。

ⅱ）ECTによる継続，維持療法

継続，維持ECTの目標は，認知障害などの副作用は最小限で，再燃を防ぐために十分な頻度でECTを行い，寛解状態を保つことである[1]。Andradeらの総説によると，ECTを用いた継続，維持療法は世界中で試みられている。本治療法は，薬物療法において，治療無効，忍容性欠如，コンプライアンス不良の場合に考慮される。そして，ECT治療コースに反応した再燃，再発傾向のある患者に適応となる[3]。Petridesらによると，平均10週間の継続ECTを行ったところ，1年後の再発率は33％であった。また，妄想性うつ病においては，薬物療法単独で95％であった再発率は，継続ECTにより42％まで低下した[33]。宇田川によると，ECTで寛解したうつ病43例のうち，36例が薬物維持療

表 25 継続，維持 ECT の施行基準（Schwarz，1995）

① 平均 7 回の繰り返す入院
② 10 回の薬物療法
③ 5 種類の向精神薬
④ ECT への高い反応性

Schwarz T, Loewenstein J, Isenberg KE：Maintenance ECT：indications and outcome. Convuls Ther, 11（1）；14-23, 1995.

法，7 例が継続，維持 ECT としたところ，薬物療法群では寛解後 6 ヵ月以内の再燃率が 47%，1 年以内の再燃，再発率は 53% であった。継続，維持 ECT 群は再燃なく，90 週目に 1 例再発したのみであった[45]。Gagne らは，比較対照試験ではないが，平均 5.4 年と長期間の追跡調査を行った。抗うつ薬と ECT の併用群での寛解維持率は 2 年後，5 年後それぞれ 93%，73% であるが，抗うつ薬単独群では 52%，18% と低下している。症状のない平均期間は，それぞれ 6.9 年，2.7 年であった。なお，ECT 群では平均 4.1 種類の十分量の抗うつ薬による治療を受け，抗うつ薬単独群では，平均 2.2 種類の抗うつ薬による治療であった。ECT 群の方が薬物療法抵抗性であったが，高い寛解維持率より継続 ECT は効果的であったと考えられる。また，ECT と抗うつ薬の併用が再発を防ぐ可能性があることが示された[10]。

合併症については，うつ病では 75% が寛解を維持したが，パーソナリティー障害を合併すると，寛解率が 10% まで低下した[16]。

継続，維持 ECT は安全かつ効果的であり，抗うつ薬投与量は著明に減少したという報告もある[45]。急性期に効果のあった ECT の形態は継続するべきであり，再燃の兆候がみられた場合は，継続，維持 ECT の予定を早めることで対応できる[3]。継続期間は一定せず，Kramer らは 6～8 ヵ月の継続と設定している[16]。経済面では，継続，維持 ECT は費用効果が高く，とくに高齢者において再燃，再発，再入院を減少させた[34]。

継続，維持 ECT のガイドラインは存在しないが，Schwarz らは，継続，維持 ECT の施行基準を示した[42]（**表 25**）。

継続，維持 ECT は高い有効性を示しているが，1 年あるいは 12 回の頻度を超える場合には，継続，維持 ECT についてセカンドオピニオンを仰ぐ必要があるという意見もあり[1]，安易な継続，維持 ECT は避け，症例毎に慎重に検討することが望ましい。

(6) 継続，維持 ECT スケジュール

継続，維持 ECT に関する具体的なガイドラインはない。患者により再燃のパターンが異なることも一因である。報告者によりスケジュールが異なる（**表 26**）が，病状が

表 26 継続,維持 ECT スケジュール

報告者	期間	1クール施行回数	施行間隔	
宇田川,2000	12ヵ月	2回	0〜6ヵ月	1クール/1.5〜2ヵ月
			6ヵ月〜12ヵ月	0.5〜1ヵ月ずつ延長
西山ら,2002	22週	1回	0〜4週	1クール/週
			5〜8週	1クール/2週
			9〜14週	1クール/3週
			15〜22週	1クール/4週
Clark ら,1989	6ヵ月	1回	0〜4週	1クール/週
			5〜8週	1クール/2週
			9週〜	1クール/4週
Kramer ら,1999	6〜8ヵ月	1回	0〜1週	1クール/週
			2〜3週	1クール/2週
			4〜6週	1クール/3週
			7〜10週	1クール/4週
			11週〜	1クール/4週
Gagne ら,2000	不定	1回	1ヵ月	1クール/週
			2ヵ月	1クール/2週
			3ヵ月〜	1クール/月

表 27 相対的禁忌(APA,2001)[4]

- 最近起きた心筋梗塞,不安定狭心症,非代償性うっ血症心不全,重度の心臓弁膜症のような不安定で重度の心血管系疾患
- 血液上昇により破裂する可能性のある動脈瘤または血管奇形・脳腫瘍やその他の脳占拠性病変により生じる頭蓋内圧亢進
- 最近起きた脳梗塞
- 重症の骨折
- 重度の慢性閉塞性肺疾患,喘息,肺炎のような呼吸器系疾患
- 米国麻酔学会,水準4または水準5と評価される状態

水準4:日常生活を大きく制限する全身疾患があり常に生命を脅かされている状態
水準5:手術をしなくとも24時間以上生存しないと思われる瀕死の状態

A Task Force Report of the American Psychiatoric Association:The Practice of Electroconvulsive therapy:Recommendations for Treatment, Training, and Privileging 2nd ed. APA, 2001.

悪化する前に ECT を行っていくことで寛解を維持していくことが重要である。

(7) ECT の禁忌,副作用

APA によると,ECT 導入に際しての絶対的禁忌はないが,患者の精神症状が深刻で,ECT がもっとも安全な治療であると判断される場合に適応となる相対的禁忌を定義し

表 28 無けいれん性通電療法（修正型電気けいれん療法：mECT）についての説明

あなたの現在の精神状態に対して，"無けいれん性通電療法"（専門的には修正型電気けいれん療法：modified ECT と呼びます）を行うことをおすすめします。

|無けいれん性通電療法は次のような治療法です|

1. 無けいれん性通電療法は，うつ病や躁うつ病，統合失調症の緊張病型などに対して改善率や安全性が極めて高い治療法です。
   - 精神的あるいは身体的な観点から迅速な治療効果が必要
   - 薬でなかなか治らない
   - 薬の副作用が強く出るために治療が難しい
   - 以前に電気けいれん療法が効果的であった

   以上のような場合には特にお勧めします。
2. この方法は額から短時間（数秒）に 5～100 ジュールのエネルギー量の電気刺激を加えて，脳にてんかん発作と同じ変化を起こさせる治療法です。
3. 治療は精神科医や麻酔科医，看護師の構成で行われます。
4. 治療は準手術室（無けいれん性通電療法室：ECT ユニット）で行い，1 回の治療に約 30 分かかります。麻酔により患者様が眠っている間に治療をしますので痛みを感じることはありません。

|無けいれん性通電療法の治療実績|

電気けいれん療法は約 70 年の歴史があり，アメリカでは年間に約 10 万人が治療を受けています。当院では 1 年間に 1200 回（平成 15 年）の治療実績があり，最近更に増えています。

|無けいれん性通電療法の治療スケジュールについて|

術前検査：血液検査，尿検査，心電図，レントゲン，頭部 CT，脳波などを行います。
治療頻度：1 週間に 1～3 回の頻度で行います。
治療回数：一般的にはうつ病で 4～8 回程度，統合失調症で 8～12 回程度行います。
　　　　　治療スケジュールに変更が生じる場合はお知らせします。

|標準的な一回の治療手順について|

1. 治療日は麻酔中の誤嚥防止のため，午前に治療する場合は前日 21：00 から，午後治療する場合は当日 9：00 から絶飲食となります。
2. 治療開始前に点滴を開始します。
3. ストレッチャーに乗り，準手術室（ECT ユニット）へ移動します。
4. 発作波を確認するための脳波及び通電用の電極などを貼り付けます。また，脳波，心電図，血圧，心拍数，血中酸素飽和度をモニターします。
5. 準備が整ったところで患者様の苦痛をなくすために，短時間作用の麻酔薬を静脈内に注射します。その後，マスクから酸素を流します。
6. 患者様が眠ったところで，けいれんを起こさせないために短時間作用の筋肉弛緩薬を静脈内に注射します。
7. 十分に換気を行った上で通電用電極から短時間（数秒）に 5～100 ジュールのエネルギー量の電気刺激を加えると，脳にてんかん発作と同じ変化が起こります。筋弛緩薬と静脈麻酔薬を使うので，けいれんや不安や苦痛はありません。
8. 治療が終わると麻酔科医が呼吸と循環の状態を確認します。自分で呼吸ができるようになった時点で病室に戻ります。マスクからの酸素は続けます。なお，準手術室に移ってから病室に帰るまでの時間は 30 分程度です。
9. 病室では必要に応じて体温，血圧，脈拍数，酸素飽和度を測定します。
10. 1 時間程度横になりマスクから酸素を吸い，飲水などの確認を行い食事開始となります。
    上記手順で患者様に危険のある場合は，医師の判断により治療手順を変更することもあります。

表 28 つづき

無けいれん性通電療法の危険性および副作用について

一般的な副作用は以下の通りです。
- 治療後覚醒するときに，もうろう状態となることがあります。麻酔，あるいは治療の影響として起こりえますが，通常 1 時間前後で改善します。
- 頭痛や吐き気が起こり数時間続くことがあります。
- 治療前後のことを思い出しにくくなる記憶障害が出現することがあります。この記憶障害は短期間にとどまり，一般的には 2〜3 週間も続くことはありませんが，非常に稀に記憶の欠損が生じることがあります。しかし，記憶力や知的能力（IQ）への長期的な影響は報告されていません。
- 心臓に疾患のある場合には心臓合併症の危険性は増加します。
- 5〜8 万回に 1 回程度の確率で死亡することがあります（お産や全身麻酔の危険率と同じくらいです）が，当院で無けいれん性通電療法に関連した死亡は報告されていません。
  当院では効果的で副作用の少ない短パルス矩形波治療器を使用しています。
  これら副作用の出現頻度および程度は患者様によって異なります。

治療の効果について

　無けいれん性通電療法は，精神症状に対して非常に効果的な治療法です。しかし，必ず効果的であるとはお約束できません。他の治療法と同じく，すぐに改善する場合もあればゆっくりと改善することもあります。また，十分な改善を得られない可能性もあります。改善した場合であっても，一般的には再発予防のために薬物療法などを必要とします。

他の治療法について

　薬物療法など他の治療法の利益と不利益については担当医へご相談下さい。

同意しない又は治療中断について

　一度同意した場合であっても，いつでも同意を取り消すことができます。同意しない場合や同意の取り消しにより，その後の診療に不利益が生じることはありません。

（国立精神・神経センター武蔵病院精神科）

ている[4]（表 27）。

　ECT の副作用でもっとも重篤なものが死亡であるが，ECT による死亡は 5〜8 万治療回数に 1 回であると推測される[4,21,43]。日常生活に影響のある副作用では，認知機能障害がある。エピソード記憶と意味記憶では意味記憶が，時間的に遠隔記憶より近時記憶が障害されやすい[22]。記憶障害は ECT 中の低酸素と関係があり，ECT 刺激前の十分な酸素化を行うことで予防できる[7]。施行間隔があけられる継続，維持 ECT では，1 年前の施行で認知障害を起こさなかったという報告[35]からも，患者によって施行間隔，頻度などの調整が必要になる。

　ECT による脳への影響を調べるため，CT と MRI を用いた ECT の反復施行による前向き研究が行われたが，脳の構造変化は示されなかった[7]。また，プロトン磁気共鳴スペクトル法（proton magnetic resonance spectroscopic imaging；^{1}H MRSI）によると，神経損傷のマーカーとなる N-アセチルアスパラギン酸（N-acetylaspartate；NAA）シグナルの変化はないことがわかっている[30]。

表 29　mECT 同意書

無けいれん性通電療法・麻酔・処置同意書

国立精神・神経センター武蔵病院病院長殿

　私は＿＿＿＿＿＿医師から，無けいれん性通電療法についての危険と利益，方法を含めて詳しい説明を受け，納得しましたので，治療を受けることに同意します．治療中の麻酔についても，麻酔科医が適当と考えた麻酔を行うことに同意し，麻酔に関する一切をお任せします．また，実施中に緊急の処置を受ける必要が生じた場合には，状況に応じた処置を受けることについても，承諾します．なお，一度同意してもいつでもそれを取り消すことができること，また，治療途中でも中止を要求できること，およびそれによって診療に不利益が生じることは決してないと理解いたします．

平成　　　年　　　月　　　日　　　　患者氏名＿＿＿＿＿＿＿＿＿＿

　　　　　　　　　　　　　　　　　　保護者氏名＿＿＿＿＿＿　続柄＿＿＿

　　　　　　　　　　　　　　　　私は上記の説明を患者様および保護者に行いました．

　　　　　　　　　　　　　　　　　　説明医師名＿＿＿＿＿＿＿＿＿＿

（国立精神・神経センター武蔵病院精神科）

(8) mECT 治療計画

　継続，維持療法の重要性や期間，薬物療法，精神療法，mECT，環境調整などについて，十分なインフォームドコンセントを行い，患者とともに治療を考えていくことが望ましい．再発予防については，疾患教育を患者，家族へ行うことで病識獲得やリスクの回避が期待できる．継続，維持 ECT を選択した場合は，今後のスケジュール，予想される経過，薬物療法，精神療法などの治療法の併用について具体的に示しておく必要がある[28]．また，クリニカルパスを用いることで，ケアの標準化，質の向上，効率化，事故防止，十分な情報提供，医療者の教育などに役立つ（**表 28〜30**）．

ⅰ）刺激方法

　ECT 刺激を決定する因子は，①刺激強度，②刺激部位，③治療間隔，④ECT 治療器が挙げられる．詳細は APA のガイドラインなどを参照いただきたいが，刺激強度の決定には，①滴定法，②公式法（半年齢法，年令法），③固定法がある[4]．研究には，滴定法が用いられ，臨床では，半年齢法を使用することが多い．また，固定法は，右片側性 ECT の場合に用いることが多い．右片側性 ECT に関しては，Sackeim らの報告があ

表 30-1　mECT クリニカルパス フェイスシート　　　病棟

入院年月日：平成　年　月　日　入院形態（任意入院　医療保護入院　措置入院）主治医　　　担当看護師	
mECT 導入アウトカム　治療方針の理解，同意　mECT を受けられる全身状態　不安なく mECT を受けられる	
mECT 中アウトカム　精神症状の改善　治療方針の理解，同意　mECT を受けられる全身状態 　　　　　　　　不安なく mECT を受けられる　mECT を安全に受けられる	
最終アウトカム　　精神症状の改善　ADL の改善	
氏名　　　　　　　　　　　　様　男/女　生年月日　　年　月　日　　歳　ID	
オリエンテーション　□治療方針説明　□mECT 説明（別紙）　□mECT 同意（別紙）　□行動制限の説明，同意	
mECT 同意者　　　　　　　続柄（　　）同意取得日（平成　年　月　日）ECT 予定回数　　回	
mECT 終了予定日（平成　　年　　月　　日）退院予定日（平成　　年　　月　　日）	
家族　配偶者（有　無）同居者（有　無）キーパーソン：氏名　　　　　　続柄（　　）TEL	
経済状況（自立　家族の援助　生活保護　障害者年金　その他（　　　））身長（　　cm）体重（　　kg）	
診断（DSM-IV）　I 軸　　　　　　　　　　　　　　　　II 軸	
ECT 適応判断　主治医サイン　　　　　　　　主治医以外の常勤医師サイン	
適応理由　□精神症状　□自殺の危険　□身体状況　□薬物抵抗性　□薬物副作用　□ECT が効いた治療歴　□患者希望 □その他（　　　）	
既往，合併症　□頭蓋内圧亢進　□脳梗塞　□脳出血　□頭部外傷　□てんかん　□パーキンソン病　□心筋梗塞 　　□心不全　□弁膜症　□動脈瘤　□血管奇形　□喘息　□骨折　□悪性症候群　□糖尿病　□高血圧　□高脂血症 　　□網膜剥離　□緑内障　□手術歴　□麻酔による高熱（患者　家族）□妊娠（有　無） 　　□アレルギー（食物　薬）→内容（　　　　　　　　　　　　　　　　） 　　□mECT を受けられる全身状態　□感染症 HBs ag（＋－）HCV ab（＋－）TPHA（＋－）MRSA（＋－）その他（　　　）	

術前検査指示	□血液検査　□EOG　□胸腹部 X-P　□頭部 CT　□尿検査　□MRI　□EEG □SPECT 指示サイン（　　　）実施サイン（　　　）
異常値記載	
病歴	発症　　年（　歳）再発回数　　回　入院回数　　回 Sc　□エピソードの間歇期に残遺症状（有　無）□顕著な陰性症状（有　無） 　　□病前社会的，職業的機能良好 　　□日常機能，行動変化が出現後 4 週間以内に顕著な精神病性症状出現　□極期に錯乱または混乱 MD　□単一性　□反復性（エピソードの間歇期に完全寛解（有　無）） 　　□メランコリー型の特徴（有　無）□非定型の特徴（有　無）
mECT 前処方	
ECT 治療歴	（有　無）通算　　クール　過去の ECT 後の副作用（健忘　せん妄　頭痛　その他（　　））
対象症状	□幻覚　□妄想　□カタレプシー　□希死念慮　□精神運動興奮　□暴力　□多弁　□観念奔逸 □行為心迫　□不安　□焦燥感　□抑うつ気分　□アンヘドニア　□精神運動制止　□食欲低下　□不眠 □パーキンソン症状　□ジストニア　□ジスキネジア　□拒薬
精神症状評価	評価日　年　月　日　□HAM-D（　点）□BPRS（　点）MMSE（　点）□CGI（　点）
嗜好	□喫煙　　本/日　　年　□アルコール　　/日　　年　□習慣的飲酒（有　無）□違法薬物（有　無）
ADL	□食事（常食　粥食　絶食）　□誤嚥リスク（有　無）→理由 健康時のセルフケアレベル（　　　　　　　　　　　　　　　　　　　　　　　　　　　　　） □排便　回/　日　□排尿　回/　日　□夜間排尿（　回）□移動（自立歩行　車イス　ストレッチャー） □義歯（部位　　　　）□眼鏡（有　無）□補聴器（有　無）
看護オリエンテーション　□看護計画に基づいた説明　行動制限の説明（□入浴　□喫煙　□外出）□絶飲食の説明	

（国立精神・神経センター武蔵病院精神科）

表 30-2 mECT 指示・経過記録

mECT　クール　　回目（H　/　/　　曜日）	
氏名（漢字）	男／女
年齢　　歳　身長　　cm　体重　　kg	

アウトカム	精神症状の改善　mECT を不安なく，安全に受けられる
	mECT を受けられる全身状態　mECT 治療方針の理解，同意
前回 mECT の病状改善評価　□著明改善　□改善　□不変　□悪化	

指示	□注射箋提出　　　　　　Dr サイン（　　）	実施サイン（　　）
	□食事箋提出　　　　　　Dr サイン（　　）	実施サイン（　　）
	□行動，食事制限説明　　Dr サイン（　　）	実施サイン（　　）

ディプリバン 200 mg	サクシン 100 mg	アネキセート 0.5 mg	アキュバンス　G
ディプリバン 500 mg	ペルジピン 2 mg		イントロカン　G
アトロピン 0.5 mg	ラボナール 0.5 g		酸素　　リットル

前日	□午前施行　21：00～絶飲食 □午後施行　9：00～絶飲食
	□前日内服薬変更（なし　あり）　　　　　　Dr サイン（　　）　実施サイン（　　）
	□mECT 用追加薬（なし　あり）　　　　　　Dr サイン（　　）　実施サイン（　　）
	□当日朝薬 □当日昼薬（与薬　中止　治療後与薬　限定して与薬）　Dr サイン（　　）　実施サイン（　　）
	□追加眠剤，頓用制限（なし　あり）　　　　Dr サイン（　　）　受サイン（　　）
	□当日頭痛時　ロキソニン（60）1T　ムコスタ（100）1T　1日2回6hあけて

ECT 前	□最終排尿（有　：　　無）□消灯以降の内服薬（　　）
	□ECT 前 VS　BT　　℃ PR　　/min BP　　mmHg SpO₂　　%
	□術衣，下着　□リストバンド　□化粧，マニキュア　□義歯，コンタクトレンズ，靴下，ブラジャー，整髪料
	□貴金属（時計，眼鏡，指輪，ピアスなど），補聴器　□持参品　同意書　カルテ　X-P　CT　ECG
	□輸液　部位（　　）□ソルアセト F 500 m　□イントロカン　□22G　□24G（　　）Dr 実施　実施サイン（　　）
	□ソルアセト D 500 m　□アキュバンス

入室 :	□患者確認　□静脈ルート確認　□金属への接触確認
	VS　HR　　/min BP　　/　　mmHg SpO₂　　%

麻酔導入 :	□アトロピン　　mg　□ディプリバン　　mg　□サクシン　　mg　□ラボナール　　mg
	□マスキュラックス　　mg　□アネキセート　　mg
	VS HR　　/min BP　　/　　mmHg SpO₂　　%
	□バイトブロック挿入確認
	麻酔施行 Dr（　　）

通電 :	抵抗　　Ω　パルス波　　%　脳波上発作　　秒
	通電後 VS　HR　　/min BP　　/　　mmHg SpO₂　　%　　ECT 施行 Dr（　　）

退室 :	自発呼吸，O₂ 3 l/min マスク　：　　VS HR　　/min BP　　/　　mmHg SpO₂　　%
	意識レベル：開眼　呼名開眼　傾眠　せん妄
	□2 時間まで経過観察延長　Dr サイン（　　）　　ユニット看護師サイン（　　）

帰棟時刻 :	□意識レベル：清明　呼名開眼　傾眠　せん妄　□失禁（有　無）
	□帰棟時 VS　BT　　℃ PR　　/min BP　　/　　mmHg SpO₂　　%
	□15 分後 VS　PR　　/min SpO₂　　%
	□30 分後 VS　PR　　/min SpO₂　　%
病棟	□1 時間後 VS　PR　　/min BP　　/　　mmHg SpO₂　　%
	□意識レベル：清明　呼名開眼　傾眠　せん妄　□酸素中止　：　□抜針　：
	□ベット上安静解除　：　□飲食開始　：　□服薬確認　：　嚥下状態　良好　不良　　実施サイン（　　）

（国立精神・神経センター武蔵病院精神科）

表 30-3

入院療養計画書

国立精神・神経センター武蔵病院　病棟

mECT 治療を受けられる　　　　様へ

病名／症状／予定入院期間

| 主治医 | 担当看護師 | 看護師長 | 病棟責任医師 |

		mECT 当日		mECT 終了後
	入院日～mECT 前日	mECT 前（病棟）	mECT 中	mECT 後（病棟）	
検査・処置	・心電図 ・胸部レントゲン ・血液検査 ・頭部 CT ・その他 （□尿検査、□脳波、□腹部レントゲン、□頭部 MRI、□脳血流検査、□心理検査）	mECT 前に体温、血圧、脈拍、血液中酸素飽和度を測ります。	ECT ユニットに入室後、心拍数、血圧、血液中酸素飽和度の測定、効果を確認するための脳波の電極を頭や胸に付けます。通電のための電極を頭に付けます。	1時間程度酸素吸入を続けます。安全のためのベッド柵を使い、枕が低くして病棟へ帰ってきた後で体温、血圧、脈拍、血液中酸素飽和度を測定します。15分後、30分後、1時間後にも必要に応じて測定します。	退院までに必要に応じて検査を行います。
	午前 ECT		mECT 前の午後に体温、血圧、脈拍、血液中酸素飽和度を測ります。			
	午後 ECT					
点滴・薬	当院でお渡しする薬をお飲みください。お持ちいただいたお薬はお預かりいたします。	mECT の約1時間前に点滴を行います。	麻酔科医により心臓を保護する薬と麻酔薬が静脈内に注射されます。眠ったところで筋肉を弛緩させる薬が静脈注射され、マスクにより酸素が入ります。	1時間程度点滴を続けていきます。いつものお薬は担当医の指示に従って下さい。頭痛が起こるときは痛み止めの薬があります。我慢せずに教えてください。	mECT 期間中に合ったお薬に調整していきます。mECT 後は良い状態を維持するためにはお薬が必要です。主治医と相談しながらお薬を続けましょう。
行動範囲	□入院日、mECT 当日のみ同伴外出になります。 □同伴外出をして下さい。 □病棟内で過ごして下さい。 □個室で過ごして下さい。	お手洗いは事前に済ませておいて下さい。 □病棟内で過ごして下さい。 □個室で過ごして下さい。	ストレッチャーの上で仰向けで過ごしてもらうこともありますが、眠っている間に病棟からの送迎医療者が行ないます。	1時間程度ベッド上で安静にして下さい。麻酔から十分覚めてからは付き添いは必要です。 □mECT 当日は同伴外出になります。 □病棟内で過ごして下さい。 □個室で過ごして下さい。	基本的には制限されません。 □外出は制限されます。 □同伴外出になります。 □病棟内で過ごして下さい。 □個室で過ごして下さい。
飲食	普段の食事と変わりません。飲食できない時でも追加のお薬は飲めますので声を掛けて下さい。	麻酔中の誤嚥リスクを減らすため、朝食は止めてあります。		mECT 1時間後に看護師が飲み水の確認をします。むせ込みがなければその後の飲水、食事制限はありません。	
	午前 ECT		麻酔中の誤嚥リスクを減らすため、昼食は遅れて食べることができません。			
	午後 ECT		普段の食事と変わりません。前日 21:00 以降は食べたり飲んだりできません。			
注意点		整髪料、お化粧、乳液、マニキュアなどは付けないで下さい。麻酔科医の声掛けに協力してください。麻酔科医の声掛けに答えれる間に行なわれます。薬の影響で治療を遅らせてしまいます。 貴金属、時計、ヘアピン、眼鏡、コンタクトレンズ、入れ歯、補聴器、靴下、上半身の下着（ブラジャーなど）は外してください。	1回の治療は30分程度です。麻酔科医の声掛けに協力してください。治療は眠っている間に行なわれます。薬の影響で昼食は遅れて食べることができます。	困った時、調子の悪い時は医師、看護師に声を掛けてください。	mECT の副作用
					頭痛　ECT後に頭痛が出現することがあります。一般的には1、2日で治まります。
					物忘れ　一時的に物忘れが出ることがあります。
					その他の副作用については、説明と同意の文書をご確認ください。
mECTカレンダー	月　火　水　木　金　土　日				

（国立精神・神経センター武蔵病院精神科）

る。右片側性（低用量刺激，中等量刺激，高用量刺激）と両側性ECTを無作為化割付した前向き研究によると，ECTの反応率は高用量刺激右片側性と両側性ともに65％であったが，低用量刺激右片側性で35％，中等量刺激右片側性で30％であった。前向性，逆向性健忘は両側性で明らかであり，右片側性ECTは副作用が少なく効果は両側性と同等であった[39]。

ECT抵抗性を示した場合，併用薬物療法，治療回数，治療間隔，発作波の状態，刺激用量，刺激部位などを総合的に検討し，治療計画を再考することが望ましい。

ⅱ）薬剤管理

静脈麻酔薬として，チオペンタールやプロポフォールを用いるのが一般的である。プロポフォールはチオペンタールに比べ，認知機能障害を起こしにくいという報告がある[25]。ケタミンも最近話題になっており，抗けいれん作用や認知障害の副作用を少なくする可能性があり[17,31]，また，抗うつ効果が期待される[18,31]。βアドレナリン阻害薬であるランディオロールは血行動態を安定させ，けいれん時間や麻酔からの回復，認知障害などに影響しないという報告がある[41]。テオフィリンはけいれん時間が延長し[20,27,36]，けいれん重積の原因となる可能性がある[1]。

(9) 今後，望まれる研究

ECTの作用機序の解明がもっとも期待される研究である。臨床では，無作為化割付試験やECTの長期的な効果，ECTコース終了後の継続薬物療法の研究[11]や，ECT後の理想的なスケジュールに関する研究，そしてガイドラインの作成が望まれる[3]。

文　献

1) Abrams R：Electroconvulsive Therapy, Forth ed. Oxford University Press, New york, 2002.
2) Abrams R：The mortality rate with ECT. Convuls Ther, 13(3)；125-7, 1997.
3) Andrade C, Kurinji S：Continuation and maintenance ECT：a review of recent research. J ECT, 18(3)；149-58, 2002.
4) A Task Force Report of the American Psychiatoric Association：The Practice of Electroconvulsive therapy：Recommendations for Treatment, Training, and Privileging 2nd ed. APA, 2001.
5) Avery D, Lubrano A：Depression treated with imipramine and ECT：the DeCarolis study reconsidered. Am J Psychiatry, 136(4B)；559-62, 1979.
6) Bourgon LN, Kellner CH：Relapse of depression after ECT：a review. J ECT, 16(1)；19-31, 2000.

7) Devanand DP, Dwork AJ, Hutchinson ER, et al：Dose ECT alter brain structure ?. Am J Psychiatry, 151(7)；957-70, 1994.

8) de Vreede IM, Burger H, van Vliet IM：Prediction of response to ECT with routinely collected data in major depression. J Affect Disord, 86(2-3)；323-7, 2005.

9) Feske U, Mulsant BH, Pilkonis PA：Clinical outcome of ECT in patients with major depression and comorbid orderline personality disorder. Am J Psychiatry, 161(11)；2073-80, 2004.

10) Gagne GG Jr, Furman MJ, Carpenter LL, et al：Efficacy of continuation ECT and antidepressant drugs compared to long-term antidepressants alone in depressed patients. Am J Psychiatry, 157(12)；1960-5, 2000.

11) Greenhalgh J, Knight C, Hind D, et al：Clinical and cost-effectiveness of electroconvulsive therapy for depressive illness, schizophrenia, catatonia and mania：systematic reviews and economic modelling studies. Health Technol Assess 9(9)：1-156, iii-iv, 2005.

12) 樋口輝彦：治療抵抗性の気分障害の診断基準と治療. 精神医学, 41(6)；595-9, 1999.

13) Husain SS, Kevan IM, Linnell R, et al：Electroconvulsive therapy in depressive illness that has not responded to drug treatment. J Affect Disord, 83(2-3)；121-6, 2004.

14) Kellner CH, Pritchett JT, Beale MD, et al：Handbook of ECT. American Psychiatric Press, Washington DC, 1997.

15) Kellner CH, Fink M：The efficacy of ECT and "treatment resistance". J ECT, 18(2)；1-2, 2002.

16) Kramer BA：A naturalistic review of maintenance ECT at a university setting. J ECT, 15(4)；262-9, 1999.

17) Krystal AD, Weiner RD, Dean MD, et al：Comparison of seizure duration, ictal EEG, and cognitive effects of ketamine and methohexital anesthesia with ECT. J Neuropsychiatry Clin Neurosci, 15(1)；27-34, 2003.

18) Kudoh A, Takahira Y, Katagai H, et al：Small-dose ketamine improves the postoperative state of depressed patients. Anesth Analg, 95(1)；114-8, 2002.

19) Lauritzen L, Odgaard K, Clemmesen L, et al：Relapse prevention by means of paroxetine in ECT-treated patients with major depression：a comparison with imipramine and placebo in medium-term continuation therapy. Acta Psychiatr Scand, 94(4)；241-51, 1996.

20) Leentjens AF, van den Broek WW, Kusuma A, et al：Facilitation of ECT by intravenous administration of theophylline. Convuls Ther, 12(4)；232-7, 1996.

21) Levin L, Wambold D, Viguera A, et al：Hemodynamic responses to ECT in a patient with critical aortic stenosis. J ECT, 16(1)；52-61, 2000.

22) Lisandy SH, Maddox JH, Prudic J, et al：The effects of electroconvulsive therapy on memory of autobiographical and public events. Arch Gen Psychiatry, 57(6)；581-90, 2000.

23) McCall WV, Reid S, Ford M : Electrocardiographic and cardiovascular effects of subconvulsive stimulation during titrated right unilateral ECT. Convuls Ther, 10(1) ; 25-33, 1994

24) McCall WV, Dunn A, Rosenquist PB : Quality of life and function after electroconvulsive therapy. Br J Psychiatry. 185 ; 405-9, 2004.

25) McDaniel WW : Ketamine associated with improved memory function after ECT. J ECT, 20(4) ; 275, 2004.

26) 本橋伸高：ECTマニュアル－科学的精神医学をめざして．医学書院，2000．

27) Nelson JP, Benjamin L : Efficacy and Safety of Combined ECT and Tricyclic Antidepressant Drugs in the Treatment of Depressed Geriatric Patients. Convuls Ther. 5(4) ; 321-9, 1989.

28) 野田隆政，澤田由紀子，幸地洋子：mECT（修正型電気けいれん療法）マニュアル．国立精神・神経センター武蔵病院，2004．

29) 野田隆政，澤田由紀子：mECTクリニカルパス．国立精神・神経センター武蔵病院，2005．

30) Obergriesser T, Ende G, Braus DF, et al : Long-term follow-up of magnetic resonance-detectable choline signal changes in the hippocampus of patients treated with electroconvulsive therapy. J Clin Psychiatry, 64(7) ; 775-80, 2003.

31) Ostroff R, Gonzales M, Sanacora G : Antidepressant effect of ketamine during ECT. Am J Psychiatry, 162(7) ; 1385-6, 2005.

32) Pagnin D, de Queiroz V, Pini S, et al : Efficacy of ECT in depression : a meta-analytic review. J ECT, 20(1) ; 13-20, 2004.

33) Petrides G, Dhossche D, Fink M : Continuation ECT : relapse prevention in affective disorders. Convuls Ther, 10(3) ; 189-94, 1994.

34) Rabheru K, Persad E, et al : A review of continuation and maintenance electroconvulsive therapy. Can J Psychiatry, 42(5) ; 476-84, 1997.

35) Rami L, Bernardo M, Boget T : Cognitive status of psychiatric patients under maintenance electroconvulsive therapy : a one-year longitudinal study. J Neuropsychiatry Clin Neurosci, 16(4) ; 465-71, 2004.

36) Rasmussen KG, Zorumski CF : Electroconvulsive therapy in patients taking theophylline. J Clin Psychiatry, 54(11) ; 427-31, 1993.

37) Royal College of Psychiatrists : The ECT Handbook ; The Second Report of the Royal College of Psychiatrisis' Special Committee on ECT. London, 1995.

38) Sackeim HA, Prudic J, Devanand DP, et al : The impact of medication resistance and continuation pharmacotherapy on relapse following response to electroconvulsive therapy in major depression. J Clin Psychopharmacol, 10(2) ; 96-104, 1990.

39) Sackeim HA, Prudic J, Devanand DP, et al : A prospective, randomized, double-blind comparison of bilateral and right unilateral electroconvulsive therapy at differant stimulus intensities.

Arch Gen Psychiatry, 57(5) ; 425-34, 2000.
40) Sackeim HA, Haskett RF, Mulsant BH, et al : Continuation pharmacotherapy in the prevention of relapse following electroconvulsive therapy : a randomized controlled trial. JAMA, 285 (10) ; 1299-307, 2001.
41) Sakamoto A, Ogawa R, Suzuki H, et al : Landiolol attenuates acute hemodynamic responses but does not reduce seizure duration during maintenance electroconvulsive therapy. Psychiatry Clin Neurosci, 58(6) ; 630-5, 2004.
42) Schwarz T, Loewenstein J, Isenberg KE : Maintenance ECT : indications and outcome. Convuls Ther, 11(1) ; 14-23, 1995.
43) Shiwach RS, Reid WH, Carmody TJ : An analysis of reported deaths following electroconvulsive therapy in Texas, 1993-1998. Psychiatr Serv, 52(8) ; 1095-7, 2001.
44) The UK ECT Review Group : Efficacy and safety of electroconvulsive therapy in depressive disorders : a systematic review and meta-analysis. Lancet, 361(9360) ; 799-808, 2003.
45) 宇田川至 : うつ病の再燃・再発に対する維持的電撃療法. 精神科治療学, 15(11) ; 1171-8, 2000.
46) van den Broek WW, de Lely A, Mulder PG, et al : Effect of antidepressant medication resistance on short-term response to electroconvulsive therapy. J Clin Psychopharmacol, 24(4) ; 400-3, 2004.

（野田隆政，岡本長久）

9．磁気刺激，断眠療法，光照射などの薬物以外の方法

　難治性うつ病に対して，標準的な薬物療法を行っても再発を予防できない場合，薬物以外の方法も行われてきた。その中心は，前項8で述べられていた電気けいれん療法であるが，本稿では，それらの薬物以外の方法について概説する。

(1) 断眠療法

　睡眠障害が内因性うつ病でもっとも高頻度にみられる症状であるため，睡眠障害を矯正することで，うつ病が改善するという考えから1960年代に提唱された。日本においては一般臨床で使用されるに至っていないが，ドイツのように一般臨床で用いられている国もある。種類は夜間睡眠をとらせない全断眠療法と一夜の半分を断眠する部分断眠療法があり，有効率は60％を上回っているが[19]，効果が持続しないという欠点がある。しかし，薬物療法と組み合わせることで再発を防げるとも言われている[5,20]。全断眠療法によって症状の改善が認められた27名の大うつ病性障害の患者に対して，PM 5：00〜PM 12：00までの睡眠時間をPM 11：00〜AM 6：00までの通常の時間へ徐々に移行す

ることによって，61％の患者が抑うつ症状の再発を防ぐことができたという[13]。副作用が強いため，薬物を十分量投与できない者や高齢者への応用も可能であるが，難治性うつ病に対して十分な対照を用いた大規模な無作為化比較対照試験などは施行されていない。

(2) 高照度光療法

概日リズム睡眠障害に対する高照度光療法の有効性は多数の報告がされているが，感情障害の患者においても，Rosenthalらが秋冬にうつ状態を繰り返す患者を集めて，高照度光療法を施行し，高率にうつ症状の改善を認め，有効であることを報告した[15]。これらの患者が従来の抗うつ薬は無効であり，高照度光療法が著効したことから，季節性感情障害に対しては，新しい治療法として注目されてきている。しかし，非季節性うつ病に対する光療法の有効性に対する報告は少なく，高率に有効であるという報告がある一方で，臨床的な抑うつ症状の改善には至らないという報告まであり，その結果は一致していない[6]。このことは，研究の対象者が少ないことも原因と思われるが，Goldenら[12]により1975～2003年の間に発表された感情障害における無作為化比較対照試験を検討したところ，一定の基準を満たしていた研究は13％だけという結果であった。そのなかで基準を満たした研究では，季節性感情障害に対しても，非季節性感情障害に対しても，光療法は薬物療法と同等の効果を得たという結果であった。しかし，光療法を行う際の照射時刻，時間，照射期間，照射季節，照度や薬物療法併用の有無といった方法の条件は確立されておらず，十分な対照患者を用いた研究の出現が待たれる。

(3) 経頭蓋磁気刺激（TMS；transcranial magnetic stimulation）

非侵襲的に痛みを感じさせず，麻酔なども必要なく，意識清明の状態で頭蓋骨を磁気が貫通し，それに伴って生ずる電流で大脳の神経細胞を直接刺激して治療する方法である。1993年に単発刺激で人の頭頂部を刺激した際は，はっきりとした抗うつ効果は認められなかったが，反復磁気刺激の技術が可能となり，1994年にパーキンソン病の治療で効果が認められると，翌95年にうつ病に対しても反復経頭蓋磁気刺激法（rTMS；repetitive TMS）を試み，著効を示したことから精神科領域でも磁気刺激が導入されるようになった[7]。現在は左側前頭葉への刺激が主流ではあるが，臨床的経験が先行し，機序が十分解明されているとは言い難い。うつ病に対しては，比較的多くの研究が行われているが，PubMedでTMSとrefractory depressionまたはtreatment-resistant depressionをKey wordとして，検索したところ，発表されていた比較試験は5つであった[9,11,16～18]。Miniussiら[16]の研究では，71名の薬物抵抗性の患者に1 Hzの低頻度TMS，17 Hzの高頻度TMSとコントロール群とに分けて，1週間治療を行ったところ，TMSを行った群では症状の改善を認め，1 Hzと17 Hzといった頻度での差は認めなかった。さらに

Fitzgeraldらの研究[9]でも，60名の薬物抵抗性の患者を高頻度左前頭葉TMS（10 Hzで5秒間，20トレインのセッション）と低頻度右前頭葉TMS（1 Hzで60秒間，5トレインのセッション）とコントロール群の3つに分け，二重盲検法を用いて評価している。その結果，治療期間は少なくとも4週間は必要であるが，同様に症状の改善が得られたと報告している。しかし，Mosimannら[10]が施行した24人の高齢の薬物抵抗性のうつ病の患者に対して，薬物療法に追加して，実際に10日間TMSを施行して刺激を与える群（20 Hzで2秒間，28トレイン）と与えない群に分けて調査した研究では，HDRSやBeckを施行し，抑うつ症状の判定を行った結果，TMSを施行した群では，副作用や認知障害の悪化などは認めないが，症状の改善にも有意差を認めないという結果がでた。

また，Grunhausら[18]は，40人の非精神病性うつ病の患者にECTかTMSを施行し，ECTは12人，TMSは11人が症状の改善を認めたため，TMSはECTと同等の効果を認めたと報告している。TMSはECTよりも副作用が少ないものの治療の歴史が浅く，最適な刺激強度や周波数といったパラメーターの確立はされておらず，より効果の得られる条件についての研究が期待される。

TMS以外にも侵襲性や副作用が少なく，治療効果の高い新たな脳刺激療法開発が試みられている。

（4）磁気けいれん療法（MST；magnetic seizure therapy）

TMS同様に磁気刺激装置を用いて，治療目的でけいれんを誘発する手技である。ECTの治療効果を保ちながら副作用を軽減させる可能性のある治療方法として，注目されている。MSTはECTよりもより局所的に脳刺激が可能で，抑うつ症状の改善に重要な皮質領域の刺激を行いながら，認知機能障害に関与する脳部位を回避することが可能といわれており[2]，ECTより副作用が少なく，見当識の回復も早く，症状の改善がみられたという報告もある[8]。

（5）迷走神経刺激療法（VNS；vagus nerve stimulation）

難治性の部分けいれん発作の治療として確立されたものであるが，刺激装置の埋め込み手術が必要であるものの，重篤な副作用が非常に少ないことから薬物抵抗性のうつ病への適応が期待されている[3]。

Wistar Kyoto ratに強制水泳後に，30分間の迷走神経刺激か10 mg/kgのデシプラミン投与もしくは1日3回の電気けいれん療法を4日間施行すると，VNSを施行されたラットの動きが一番良かったというように，動物実験の段階ではあるが，VNSの有効性を示唆する論文もある[1]。

(6) 深部脳刺激（DBS；deep brain stimulation）

侵襲性は高いものの運動障害の治療法として確立されており，正確に特定の脳の部位を刺激でき，刺激部位への微調整も可能という利点がある[4]。Mayberg ら[14]は，難治性のうつ病患者に対して，帯状回（Brodmann area 25）に深部脳刺激を行い，6人中4名の抑うつ症状が改善したとの報告もある。

文　献

1) Krahl SE, Senanayake SS, Pekary AE, et al：Vagus nerve stimulation（VNS）is effective in a rat model of antidepressant, Journal of Psychiatric Research, 38（3）, 237-40, 2004.
2) Lisanby SH：Update on magnetic seizure therapy, J. ECT, 18, 182-188, 2002.
3) Kosel M, Schlaepfer：Mechanisms and state of the art of vagus nerve stimulation, J. ECT, 18, 189-192, 2002.
4) Greenberg BD：Up date on deep brain stimulation, J. ECT, 18, 193-196, 2002.
5) 内山真：うつ病の断眠療法と睡眠操作による治療法，こころの科学，97, 86-91, 2001.
6) 北野雅史，山田尚登：光両方によるうつ病の治療，脳の科学，25, 1077-1082, 2003.
7) 滝川守國：磁気刺激療法，こころの科学，97, 92-95, 2001.
8) Kosel M, Frick C, Lisanby SH, et al：Magnetic seizure therapy improves mood in refractory major depression, Neuropsychopharmacology, 28（11）, 2045-8, 2003.
9) Fitzgerald PB, Brown TL, Marston NA, et al：Transcranial magnetic stimulation in the treatment of depression：a double-blind, placebo-controlled trial, Archives of General Psychiatry, 60（10）, 1002-8, 2003
10) Mosimann UP, Schmitt W, Greenberg BD, et al：Repetitive transcranial magnetic stimulation：a putative add-on treatment for major depression in elderly patients, Psychiatry Research, 126（2）, 123-33, 2004.
11) Kauffmann CD, Cheema MA, Miller BE：Slow right prefrontal transcranial magnetic stimulation as a treatment for medication-resistent depression：a double-blind, placebo-controlled study, Depression an Anxiety, 19（1）, 59-62, 2004.
12) Golden RN, Gaynes BN, Ekstrom RD, et al：The efficacy of light therapy in the treatment of mood disorders：a review and meta-analysis of the evidence, Am J Psychiatry, 162：4, 656-662, 2005.
13) Berger M, Vollmann J, Hohagen F, et al：Sleep deprivation combined with consecutive sleep phase advance as fast-acting therapy in depression：an open pilot trial in medicated and unmedicated patients, Am J Psychiatry, 155（8）, 870-2, 1997.

14) Mayberg HS, Lozano AM, McNeely HE, et al：Deep brain stimulation for treatment-resistant depression, 45 (5), 651-60, 2005.
15) 樋口輝彦：うつ病の治療．身体療法の最新の動向，医学のあゆみ，197，474-478，2001．
16) Miniussi C, Bonato C, Bignotti S, et al：Repetitive transcranial magnetic stimulation at high and low frequency：an efficacious therapy for major drug-resistant depression?, Clin Neurophysiol, 116 (5), 1062-71, 2005.
17) Schiffer F, Stinchfield Z, Pascual-Leone A：Prediction of clinical response to transcranial magnetic stimulation for depression by baseline lateral visual-field stimulation, Neuropsychiatry Neuropsychol Behav Neurol, 15 (1), 18-27, 2002.
18) Grunhaus L, Schreiber S, Dolberg OT, et al：A randomized controlled comparison of electroconvulsive therapy and repetitive nonpsychotic major depression, Biol Psychiatry, 15；53 (4), 324-31, 2003.
19) Leibenluft E, Wehr TA：Is sleep deprivation useful in the treatment of depression?, Am. J. Psychiatry, 149, 159-168, 1992.
20) Kasper S, Sack DA, Wehr TA, et al：Therapeutic sleep deprivation and antidepressant medication in patients with major depression, Eur. Neuropsychopharmacol, 1, 107-111, 1991.

〔倉内佐知〕

10．精神療法

うつ病の遷延化の原因としては，十分な抗うつ薬を投与していないなどの不適切な薬物療法に加えて，遺伝的要因，病前性格，患者の養育環境，対人関係問題などの心理・社会的問題も指摘されている。これらの状況因子や心理的要因が複雑に絡みあって，抑うつ状態が遷延し，再発を繰り返すといった治療抵抗性となっているうつ病の場合は，薬物療法に付加して，精神療法の重要性が増すと考えられる。

この項では，うつ病に有効とされる，対人関係療法，認知行動療法，森田療法，家族療法などの報告を交えて，述べたいと思う。

（1）認知療法および認知行動療法

認知療法はうつ病者の認知の歪みを是正することで，うつ病を治すアプローチとして，Beck が提唱したもので，うつ病者特有の自己や将来に対する認知の歪みを検証し，是正していくものである。そして，認知を是正したことによる社会生活上の改善という報酬により，自動思考を修正していくのが認知行動療法である。

以前より，うつ病の治療効果に対して，薬物療法と認知行動療法とを比較検討した報告は多くあるが，対象患者の基準や比較群が統一されておらず，認知行動療法の定義も

表 31 認知療法と抗うつ薬の再発率[12]

研究者（発表年）		追跡期間（年）	認知療法		抗うつ薬	
			症例数	（再発率%）	症例数	（再発率%）
Kovacs	(1981)	1	19	(35)	25	(56)
Beck	(1985)	1	18	(45)	15	(18)
Simons	(1986)	1	24	(12)	24	(66)
Blackburn	(1986)	2	15	(21)	10	(78)
Miller	(1989)	1	14	(46)	17	(82)
Bowers	(1990)	1	10	(20)	10	(80)
Evans	(1992)	2	10	(21)	10	(50)
Shea	(1992)	1.5	22	(36)	18	(50)

Gloaguen V, Cottraux J, Cucherat M et al：A meta-analysis of the effects of cognitive therapy in depressed patients. J. Affect. Disord., 49, 59-72, 1998.

曖昧で症例数も少ない傾向にある。Gloaguenら[12]が1977～96年の間に発表されたうつ病治療において認知療法を用いた無作為化比較対照研究78例を調査したところ，非精神病性かつ単極性の大うつ病で，軽度から中等度の症例を比較対象とした有効な研究は48件であった。それらを分析した結果，認知療法は抗うつ薬よりも治療効果に優れているが，行動療法とは優位差を認めない結果となった。また，その有効な研究の中で，再発率について，抗うつ薬との比較研究を行い，1年以上追跡調査しているものは8件であった（**表31**）。そのなかで，薬物療法に勝る認知療法の予防効果を確認できたのは5件であり，平均再燃率は認知療法が29.5%であったのに対し，薬物療法では60%であった。これらの結果から，軽度あるいは中等度のうつ病に対しては，認知療法は再発予防の効果が抗うつ薬よりも優れていることが言える。

対して，難治性のうつ病患者に対しての効果について検討した研究をみてみると，Favaら[1]が2種類以上の抗うつ薬に反応しなかった薬物抵抗性の大うつ病患者19名に認知行動療法を施行した研究では，3名が離脱したものの，残りの16名は症状の改善を認め，そのうち12名は寛解し，うつ病の評価尺度スコアも有意に改善した。2年間の経過観察で1名が再発したものの，8名が薬物治療を中断することができた。さらに追跡調査を行い，残遺症状の減少は4年間では，薬物療法と有意差はないが，6年間での再発率は減少したと報告されている[9]。また，Favaら[11]が行った再発性のうつ病性障害患者40名に対し，20週の認知行動療法後に薬物を減量もしくは断薬し，薬物療法のみのコントロール群と認知行動療法を併用した群とで再燃率を比較した認知行動療法での再燃予防研究では，2年後の調査では再燃率はコントロール群が80%に対して，認知行動療法群は25%と有意に低かった。認知行動療法の修正型であるWell-being therapyを取り入れて，残遺症状の改善を図る試みも行われ，再発予防の効果が認められた。

(2) 対人関係療法

　対人問題がうつ病性障害の発症と進行に関与するという理解のもとに，抑うつ症状と現在の対人関係の問題に焦点をあてて，その問題を解決し治療することを目的とした精神療法である[16]。米国精神保健研究所によれば，大うつ病性障害の急性期に対して，対人関係療法の効果が認知療法やイミプラミンを使用した療法と同等であると報告されている[17]。病状再燃の予防のために対人関係療法を取り入れて，研究を行っているピッツバーグ大学のグループは，再発を繰り返しているうつ病性障害患者 20 名に対して，最大量のイミプラミンと対人関係療法を無作為に組み合わせて観察し，対人関係療法が寛解期間を延長することができたとまとめている[8]。

(3) 心理教育

　難治性うつ病と定義される患者は，薬物療法で完全に症状が改善せず，残遺症状を認める状態が続いたり，何度も病相を繰り返したり，外的環境因子が調整できない状態が続いたりすることで，容易に症状が再燃する傾向がある。そして，周囲のサポートも十分に受けられず，社会適応が低下を認めることが少なくない。そのため，患者および家族が病気への理解を深め，薬物療法のアドヒアランスを高め，精神的なストレスの緩和方法を身につけることも，症状の再燃や再発を抑えるのではないかと言われてきており，心理教育も注目されてきている。病気を理解し，薬物への偏見を除去し，どのような時に症状が悪化するかを把握し，ストレス・コーピングを身につけ，家族の関わり方においても過度な思い入れを軽減し，家族間の摩擦を軽減するなど，日常における積み重ねが，症状の改善に有効であると考えられている[13]。

　心理教育での文献検索を行っても報告は少ないが，薬物療法によって改善しない患者に対して，グループセッションによる疾患教育を行うことによって，症状の改善を検討した報告がある。また，10 週間で 12 セッションのプログラムを行い，26 週間追跡調査をした研究では，最終的に 34% しか追跡できなかったものの，プログラムを終了した者は臨床症状も著明な改善をみせ，35% が寛解を維持していると報告されている[2]。

(4) 家族療法

　うつ病患者の家族の過半数が家族機能の全般的な低下を自覚しており，家族機能の低下は，寛解期にも持続するため，家族への継続的なサポートも必要と考えられている。また，支配的，干渉的な配偶者などがうつ病者の回復を遅らせるといった悪循環は無視できないものである[15]。植木ら[16]は，30 例の大うつ病患者を 11 ヵ月前に前方視的に追跡し，エントリー時に家族が高い感情表出を示した症例ほど経過不良が有意に多いことを報告している。うつ病の症状改善および再発防止に薬物療法では限界を認める症例に対し，家族的文化背景を考慮した家族への治療的アプローチを考慮しても良いであろう。

(5) 内観療法

我が国で発展してきた内観療法は，自分の周囲の人々に対して，①「お世話になったこと」，②「お返ししたこと」，③「迷惑をかけたこと」の3項目を約7日間かけて想起するものである。内観を通じて，自分を客観的に認識することで，これまで，苦しんできた原因が自分自身の物事の受け止め方や行動の仕方にあると解り，認知の変化が促されると考えられている。

遷延性うつ病に対する集中内観の治療効果に対しては，いくつかの研究がなされているが，比較対照試験は行われていない。しかし，入院治療中に双極性障害およびうつ病エピソードに属し，遷延性うつ状態にある23名に集中内観を施行し，ハミルトン抑うつ評価尺度（HAM-D）やGlobal Assessment of Functioning（GAF）Scaleで評価を行った報告では，15名がHAM-D，GAF Scaleともに改善し，8名が不変，悪化は0名という結果だった。その治療効果は長期間持続し，改善群は不変群と比較して，病相期間が有意に短く，病相回数が有意に少なかった。また，改善群においては，深い内観ができた者，自己中心性の自覚，恩愛感を獲得できた者が有意に多く，これらの体験を通じて維持治療への動機が得られ，内観への効果が現れたのではないかと考えられている[4]。

(6) 森田療法

社会的状況や家族環境によって潜在していた葛藤が顕在化され，2次的に神経症化や退行化が引き起こされ，遷延化しているうつ病に対して，神経質に対する森田療法を用いたうつ病治療も試みられている。比較対照試験などは行われていないが，北西らが内因性うつ病者11名の入院患者に対して森田療法を行った報告では，患者の状態により，臥褥期，軽作業期，作業期を柔軟に調整しながら思考し，再発はするものの全員症状の軽快が認められた[14]。

(7) まとめ

以上を要約すれば，抗うつ薬のみの治療では，治療の脱落者が多いと言われているが，精神療法により服薬アドヒアランスの改善，治療に対する態度や認識の改善，社会的機能の改善などが認められ，再発の減少などの発症予防に有効であるという論文が多い。

Pampallonaら[6]は，無作為化比較対照試験を再調査し，うつ病の治療において，抗うつ薬治療と精神療法の併用型が抗うつ薬治療単独型よりも効果があるか，メタ解析を行った。それによると，併用型が薬物療法単独型よりも有意な改善が認められ，治療期間が長くなると精神療法併用型は薬物療法単独型と比べて有効性が高くなり，脱落者は有意に減少していた。しかし，この調査でも精神療法の付加的効果が服薬のアドヒアランスを高めた可能性は懸念している。

Stimpsonら[7]は，治療抵抗性のうつ病に精神療法を用いて無作為化比較対照試験を

行った論文を集めて研究しているが，その研究では試験に参加した症例や診断について厳しく判断しており，2002年の時点では，精神療法について行われていた無作為化比較対照試験は規模が小さく，彼らの基準に達する研究は認めなかったと記されている。実際に1950年以降に，psychothrapyとtreatment-resistant depressionまたはrefractory depressionをKey wordとして，PubMedで文献を検索しても5本しか該当せず，それぞれ規模の小さいものであった。しかし，精神療法の効果は抑うつ症状の改善だけでなく，社会機能の改善も期待され，それにより，うつ症状の遷延化の原因を緩和し，再発・再燃防止をもたらすのではないかと思われる。今後，質の高い大規模な無作為化比較対照試験が行われ，検討されていくことが期待される。

参考文献

1) Fava GA, Savron G, Rafanelli C, et al：Cognitive-behavioral management of drug-resistant major depressive disorder, J Clin Psychiatry, 58 (6), 278-82, 1997.

2) Swan J, Sorrell E, MacVicar B, et al："Coping with depression"：an open study of the efficacy of a group psychoeducational intervention in chronic, treatment-refractory depression, J Affect Disorder, 82 (1), 125-9, 2004.

3) Antonuccio DO, Akins WT, Chatham PM, et al：An exploratory study：psychoeducational group treatment of drug-refractory unipolar depression, J Behav Ther Exp Psychiatry, 15 (4), 309-13, 1984.

4) 田代修司，細田眞司，川原隆造：遷延性うつ病に対する内観療法—集中内観による心理的変化と長期転帰について—，精神神経学雑誌，第106巻 第4号，431-457, 2004.

5) Barker WA, Scott J, Eccleston D：The Newcastle chronic depression study：results of a treatment regime, Int Clin Psychopharmacol, 2 (3), 261-72, 1987.

6) Pampallona S, Bollini P, Tibaldi G, et al：Combined Pharmacotherapy and Psychological Treatment for Depression：A Systematic Review, ARCH GEN Psychiatry, 61, 714-719, 2004.

7) Stimpson N, Agrawal N, Lewis G：Randomised controlled trials investigating pharmacological and psychological interventions for treatment-refractory depression. Systematic review, Br J Psychiatry, 181, 284-94, 2002.

8) Kupfer DJ, Frank E, Perel JM：Five-year outcome for maintenance therapies in recurrent depression, Arch Gen Psychiatry, 49, 769-773, 1992.

9) Fava GA, Rafanelli C, Grandi S：Six-year outcome for cognitive behavioral treatment of residual symptoms in major depression, Am J Psychiatry, 155, 1443-1445, 1998.

10) Paykel ES, Scott JD, Teasdale JD, et al：Prevention of relapse in residual depression by cogni-

tive therapy, Arch Gen Psychiatry, 56, 829-835, 1999.
11) Fava GA, Rafanelli C, Grandi S, et al：Prevention of recurrent depression with cognitive behavioral therapy：preliminary findings, Arch Gen Psychiatry, 55, 816-820, 1998.
12) Gloaguen V, Cottraux J, Cucherat M, et al：A meta-analysis of the effecte of cognitive therapy in depressed patients. J. Affect. Disord., 49, 59-72, 1998.
13) 忽滑谷和孝：うつ病の再燃・再発予防―心理教育を通して―, 精神科治療学, 15 (2), 137-143, 2000.
14) 北西憲二, 中村敬：遷延性うつ病者に対する精神療法―森田療法を起点として―, 精神医学, 31 (3), 255-262, 1989.
15) 坂本薫：うつ病の再発・再燃防止における家族療法の役割, 精神科治療学, 15 (1), 29-36, 2000.
16) 中川敦夫, 大野裕：精神療法―認知行動療法, 対人関係療法, 精神力動的精神療法, 行動療法, 精神科治療学, 17巻増刊号, 211-219, 2002.
17) Shea MT, Pilkonis PA, Beckham E, et al：Personality disorders and treatment outcome in the NIMH Treatment of Depression Collaborative Research Program, Am. J. Psychiatry, 147, 711-718, 1990.

〔倉内佐知〕

Ⅳ. ラピッドサイクラーへの対応

　ラピッドサイクラー［急速交代型のエピソードを呈する双極性障害患者（表32）］の割合は，双極性障害の5〜10%[1]〜20%[2,3]，多いものでは約4割[4,21]と報告によりまちまちである。一般にラピッドサイクラーは治療抵抗性であることが知られている（第Ⅱ章「難治性」の定義　治療抵抗性とラピッドサイクラー化　参照）。双極Ⅰ型障害のラピッドサイクラー90名と非ラピッドサイクラー164名を比較した研究[5]における治療転帰では，治療最初の1年間では，ラピッドサイクラーのほうが症状的寛解に至る割合が少なく（p＝0.014），再発・再入院をしやすかった。別の転帰調査では，寛解到達率は約33%で，治療開始1年以内に回復した場合には寛解に至りやすかった[6]。また，ラピッドサイクラーのほうが非ラピッドサイクラーよりも精神病性の特徴は少ない[5]が，うつ病の重症度が重篤[5,9]であり，また，急速交代型は，双極性障害において自殺関連行動のリスクファクターの1つでもある[5,7,9]。

　ラピッドサイクラーの治療法については既に多くの優れた総説があり，本稿ではおもに過去10年間に渡る無作為比較試験，メタ解析，臨床試験，縦断研究を中心としたデータをまとめた。

表32　ラピッドサイクラーとは

		定義
急速交代型	rapid cycling	1年に4回以上のエピソード
超急速交代型	ultra-rapid cycling	1ヵ月に4回以上のエピソード
超超急速交代型	ultra-ultra-rapid cycling	1日に数回のエピソード交代が1週間に数日存在

A．ラピッドサイクラー化しやすいのは？

　急速交代型の有病率は，女性や，双極Ⅱ型障害において高いことが示唆されている[8,2]。ラピッドサイクラーにおける女性の割合は，1年のエピソード回数が8回以上の場合のみに高い，というCalabreseらの報告もある[4]。外来患者を対象とした近年の大規模調査では，先行報告とは逆に，双極Ⅱ型よりⅠ型のほうにラピッドサイクラーが多かったという報告もある[3,4]。

　ラピッドサイクラーのほうが非ラピッドサイクラーに比して発病年齢が若いという報告が複数ある[3,9,10]。345名の双極性障害患者を平均13.7年追跡したCoryellらの研究では，ラピッドサイクラー化するのは16歳以下での発症者に多かったという[9]。双極性障害患者56名を対象とした調査では，19歳以前に発症していた46％の患者ではそれ以降に発症した群に比較してラピッドサイクラー化する割合が6倍高かった[10]。

　一般に，ラピッドサイクラーでは双極性障害の家族負因[5]や物質乱用の既往[4,5]が多いことが知られている。しかし，感情障害の家族歴や年齢，罹病期間，発病年齢において有意差は認められなかったというメタ解析もある[2,11]。

　ラピッドサイクラーで生涯エピソード回数が多い[4,5]のは，ラピッドサイクラーの定義から当然ともいえそうである。しかし，気分障害患者407名を解析したFisfalenらの研究では，エピソード回数が重症度や併存状況（幻聴，妄想，アルコール症，自殺関連行動）に関連していたものの，ラピッドサイクラー群46名（11.1％）では，エピソード回数以外の家族歴や重症度などにおいて他の群と著変なかったという[11]。2005年になって虐待とラピッドサイクラーとの関連を示す研究が発表されている。双極性障害の成人患者100名に対するGarnoらの調査では，急速交代型が小児期の感情的虐待，ネグレクト，身体的虐待と有意に関連していた[12]。Kupkaらの539名の外来患者を対象とした前方視的調査によっても，ラピッドサイクラーは幼少時の身体的・性的虐待の既往と関係が認められた[4]。

　双極性障害患者606名を対象とした研究では，パニック障害が併存すると診断された場合には非併存者に比して，急速交代のオッズ比が1.83に増大し，さらに，パニック障害の診断有無や性別，家系の大きさ，抗うつ薬の使用にかかわらず，家族におけるパニック障害の有無と急速交代型が関連していた[13]。一方，パニック障害は双極性障害のエピソード頻度に関係ないという研究もある[14]。双極性障害患者138名において不安障害の

表 33　ラピッドサイクラーの背景特徴

性別（女性）
小児期虐待の既往
双極性障害の家族歴
若年発症
双極Ⅱ型障害
不安障害の併存
物質（薬物・アルコール）乱用
抗うつ薬の使用（？）

　併存と全体的機能について3年以上の経過を評価した研究では[15]，対象の半数以上が不安障害を併存していた。さらに，併存者では非併存者に比して発症年齢が早く，うつ症状が多く，罹病期間が長く，機能の全体的評定尺度が低く，急速交代の経緯との関連を認めた。なかでも全般性不安障害と社会不安障害が悪影響をおよぼしていたという。

　以上をまとめたのが（表33）であるが，反証データを有する事項も多いことは前述した通りである。

B．抗うつ薬は急速交代化させるか？

　抗うつ薬によって急速交代化が生じるという論議がある[16]。この意見を支持するもっとも説得力のあるデータは，1988年に発表されたWehrらの研究[17]であろう。その研究では51名の急速交代型患者を対象に，三環系抗うつ薬を中止したところ，約1/3で急速交代化が治まったという。抗うつ薬により26%がエピソード交代が促進され，とくに躁転した既往を有する場合には，そうでない場合と比較して急速交代化しやすい（46%対14%），という報告もある[18]。比較研究ではなく自然研究ではあるが，双極性障害患者54名中23%では抗うつ薬（多くは選択的セロトニン再取り込み阻害薬）治療に関連した急速交代化が示唆されたという[19]。さらに，抗うつ薬と急速交代化の関与を支持する所見として，広範に抗うつ薬が使用されるようになって急速交代が多くなった[20]ことを指摘する研究者もいる。

　抗うつ薬の使用と急速交代型双極性障害の関係は，性特異的である可能性を報告した研究もある。Yildizらによると，最初の躁病/軽躁病エピソード以前に抗うつ薬の使用歴のある女性にラピッドサイクラー化するリスクが高いという[21]。129名の双極性障害患者のうち，55%が女性，45%で急速交代型の既往を有した。急速交代型の既往は，最初の躁病/軽躁病エピソード以前に抗うつ薬の使用歴がある場合には56%であり，抗うつ薬の使用歴がない場合には42%であった。女性では抗うつ薬使用歴がない場合の41%に対して抗うつ薬の使用歴のある女性では77%であったが，男性においてはそれぞれ36%対43%と有意差がなかった。

　一方で，抗うつ薬の気分不安定化作用の危険性は，過大評価されている可能性があり，うつから躁へ切り替わるのは，抗うつ薬に誘発されるのではなく，双極性障害の自然経過ではないか，という意見もある。その根拠として，1992年のCoryellらによる前方視的研究によると[22]，現在のうつ病エピソードを統計学的に調整した場合には，抗うつ薬と急速交代型との間に関連を認めなかった。その後さらに平均13.7年間追跡した調査においても，三環系抗うつ薬使用の有無と躁転頻度は有意な関係を示さなかった[9]。ラピッドサイクラー13名と非ラピッドサイクラー42名との比較では，抗うつ薬の開始年齢は急速交代の有無で有意差を示さなかった[10]。Bauerらの双極性障害患者80名を対象とした縦断研究でも，躁転や急速交代化の割合は抗うつ薬服薬の有無で有意差を呈さなかった旨を報告している[23]。初回躁病もしくは混合性エピソードのために入院した患者176

名について 24 ヵ月後まで症状評価をした Zarate らの研究では[24]，約 16% がうつに転じ，うつ転した患者では入院時のハミルトンうつ病評価尺度の得点が高く，混合性の病型が多かったが，抗うつ薬の使用と関連は認められなかった。また，双極II型障害の大うつ病エピソードでフルオキセチン 20 mg/日を 8 週間使用した 37 名における報告では，3 名（7.3%）で軽躁を示唆する症状を呈したのみだった[25]。双極II型障害の女性に対し 6 週間のベンラファキシン単剤治療下では，急速交代化を示さなかった[26]。

このように，抗うつ薬が急速交代化を誘発する可能性について疑問視する研究結果も複数あるが，米国の APA ガイドライン[27]は抗うつ薬が躁転や気分不安定化するリスクがあるという意見を反映している。つまり，ラピッドサイクラーにおいて抗うつ薬は相対的禁忌となっている。抗うつ薬と急速交代型との関係に否定的な研究が複数発表された[9]のは，このガイドラインが発行された 2002 年以降が多く，さらに，抗うつ薬の併用がなくリチウム単剤使用下のラピッドサイクラーではうつ症状が重篤であったという報告もある[9]ことから，今後再検討されるかもしれない。

C. ラピッドサイクラーに対する治療

1. 診断・誘発薬剤の検討

まず,甲状腺機能障害などの内分泌疾患,多発性硬化症や偽球麻痺など精神症状を呈する神経疾患,コカインや覚醒剤などの薬物乱用や,ステロイドなどの薬剤による影響などを鑑別する。薬剤起因性を疑った場合には,薬剤の中止も検討する。

とくに三環系抗うつ薬が急速交代を促進しやすい,というかつての常識さえ,近年では再検討されていることは前述した。急速交代の既往がある場合には,うつ病相が改善した後は早めに抗うつ薬を中止したほうがよいだろう。

抗うつ薬以外で急速交代誘発要因となりうる薬物については,症例報告レベルである。

2. 気分安定薬

(1) リチウム

ここにラピッドサイクラーの治療薬としてリチウムが登場することに,疑問を感じる立場があるかもしれない。そもそも Dunner らがラピッドサイクラーを規定したのは,1年に4回以上のエピソードを有する場合にリチウムに治療抵抗性を示したのがきっかけであった[28]。

しかし,近年の治療試験のメタ解析によると,リチウムは他の気分安定薬に比して効果がないわけではないことが示唆されている[2,29]。リチウムの再発予防に対する有効性は,非ラピッドサイクラー47%に対しラピッドサイクラーでは34%,部分的治療反応は65%対59%,と統計学的に有意な相違に至らなかったというメタ解析もある[2]。

ラピッドサイクラーを含む905名を対象とした16研究の調査では[30],カルバマゼピン,ラモトリジン,リチウム,トピラメート,バルプロ酸による治療において,特定の薬剤の優位性は示されなかった。さらに,リチウムもしくはバルプロ酸を無作為に投与した20ヵ月間のラピッドサイクラーの研究によると,両剤ともに同等の効果を示したという。42名の外来双極性障害患者に対して無作為にリチウムもしくはカルバマゼピンで1年間治療を行い,2年目は逆の薬剤を,そして3年目は両者を併用して用いた臨床試験では,急速交代の既往を有する場合ではリチウムもしくはカルバマゼピン単剤での治療反応性は低いが(反応率:それぞれ28.0%対19.0%),リチウムとカルバマゼピン

の併用では良好な治療反応を示した (56.3%, p＜0.05)[31]。

　うつ病エピソードもしくは躁病エピソードが増加するとリチウムに対する治療反応性が低下するという報告はある[32,33]が, 急速交代型との関連は明らかにされていない。

(2) バルプロ酸

　バルプロ酸の初期の研究は, とくにリチウムに対する治療反応が良くない双極性障害の亜型に注目されて施行されてきた。たとえば, かつてはラピッドサイクラーがリチウム反応不良性と関係していることがよく知られていたため[28], バルプロ酸のラピッドサイクラーに対する使用が検討されてきた。78名のラピッドサイクラーに対して施行された前方視的オープン試験では, バルプロ酸の有効性が示唆された[34]。しかし, その後の比較対照試験では, 急速交代型治療に対してリチウムに勝るバルプロ酸の優位性は示されなかった[30,35]。一方, エピソード回数が多い場合には, リチウム反応が不良であり, リチウムよりもバルプロ酸で抗躁反応が良好であることが示唆されている[31]。

(3) ラモトリジン

　ラモトリジンは, 成人のてんかん部分発作に対する併用療法薬として1994年にFDAに認可された抗てんかん薬であるが, その後2003年に双極性障害治療薬としても承認された。双極性うつ病の急性期に対して有効であることが示され, 近年ではラピッドサイクラーの維持療法に対しても研究されている。本邦では現在未承認で, 申請中である。

　Calabreseらによるラピッドサイクラー182名を対象とした二重盲検比較対照試験によると[36], ラモトリジン投与群では, プラセボ投与群と比較して, 半年間再発せず病状が安定していた割合が高かった (46%対18%, p＝0.03)。しかし, 双極Ⅰ型障害のラピッドサイクラーでは, プラセボ群での反応が良好だったためにラモトリジン群とプラセボ群間で有意差は認められなかった。14名の急速交代型双極性障害患者において, リチウムもしくはラモトリジンを気分安定薬として1年間使用したオープンの縦断的研究[37]では, ラモトリジン群に再発エピソード数が少なかったが, 抗うつ, 抗躁効果に優れるという結果は呈さなかった。ラピッドサイクラー182名に対し, 半年間プラセボとラモトリジンを比較し, さらに20ヵ月間バルプロ酸とリチウムを比較した二重盲検無作為化比較対照試験[35]では, ラモトリジンはうつ症状に対して, リチウムおよびバルプロ酸よりも有効である可能性が示唆された。

(4) トピラメート

　トピラメートは, 新規抗てんかん薬の1つである。オープン臨床研究から, 難治性双極性躁病に50〜65%反応し, 難治性双極性うつ病の40〜56%に反応 (多くは付加療法) といわれる。急速交代型双極性障害治療に関しては有効という報告がある程度[38]で, 大

規模比較対照試験はまだない。

(5) カルバマゼピン

単剤にてリチウム，バルプロ酸に劣らないという報告があるものの[30]，近年カルバマゼピン単剤でのラピッドサイクラーに対する比較対照試験は少ないようである。リチウムとカルバマゼピンの併用によってラピッドサイクラーに対する有効性が高まるとの報

表 34　双極性障害に対して FDA で承認されている薬物療法

薬剤および剤型	FDA の承認年	適応	特記事項
気分安定薬			
リチウム 　カプセル，錠剤，シロップ	1970	双極性障害：躁，維持療法	腎，甲状腺機能をモニター，治療域が狭いため血中濃度をモニター，経口剤型が異なると用量相互性がない
Divalproex（バルプロ酸） 　錠剤，sprinkles	1995	双極性障害：躁	肝機能・血小板をモニター，生殖安全性に関する議論
Lamotrigine 　錠剤，chewable dispersible 錠	2003	双極 I 型障害：維持療法	軽度の皮疹が患者の約 10％に，重篤な皮疹が約 0.03％に出現
カルバマゼピン 　錠剤	2004	双極 I 型障害：躁・混合状態急性期	チトクローム P450 酵素を誘導するため他剤と用量調節する必要あり。鎮静，肝障害，再生不良性貧血，顆粒球減少症
抗精神病薬			
クロルプロマジン 　錠剤，シロップ，座剤，筋肉注射	1970 前	躁うつ病の躁状態	錐体外路症状，遅発性ジスキネジア，低血圧
オランザピン 　錠剤，口腔内崩壊錠，筋肉注射	2000	双極性障害：躁（単剤もしくは付加療法），維持療法，双極 I 型障害　躁に関した焦燥（筋注）	体重増加のリスク，代謝項目のモニター，躁の焦燥に筋注可能
オランザピンと fluoxetine の合剤 　カプセル	2003	双極性うつ病：急性期	臨床症状の悪化および自殺の危険性（全抗うつ薬に標識），体重増加の可能性，代謝項目のモニター
リスペリドン 　錠剤，口腔内崩壊錠，内用液	2004	双極性障害：躁（単剤もしくは付加療法）	高プロラクチン血症，高用量で錐体外路症状に注意
クエチアピン 　錠剤	2004	双極性障害：躁（単剤もしくは付加療法）	体重増加のリスク，代謝項目のモニター
Ziprasidone 　カプセル	2004	双極性障害：躁（単剤療法）	QTc 延長のリスク
Aripiprazole 　錠剤，内用液	2004	双極性障害：躁（単剤療法）	忍容性に優れるが，アカシジア，悪心のリスク

告がある[31]。また，ニモジピンとカルバマゼピンの併用によるラピッドサイクラーの治療報告がある[39]。

(6) クロナゼパム

ラピッドサイクラーに対する増強療法として，リチウムやカルバマゼピンと併用した症例報告がある[40]。

3．抗精神病薬

非定型抗精神病薬は，急性躁病やラピッドサイクラーなど，双極性障害のさまざまな亜型の治療に対して，注目を集めている。2005年時点で，5種類の非定型抗精神病薬が急性躁病治療薬としてFDAに承認されている。3種類では付加療法が，1種類（オランザピン）では維持療法についても認可されている（表34）。本邦でも従来型抗精神病薬が躁病に対して認可されているが（表35），いずれもラピッドサイクラーに対する効用は謳われていない。

(1) オランザピン

双極Ⅰ型双極性障害の急性期治療薬としてオランザピンを使用した3週間の比較対

表35 双極性障害に対して本邦で承認されている薬物療法

薬剤および剤型	承認年	双極性障害に対する適応
気分安定薬		
カルバマゼピン 　錠剤	1965	躁病，躁うつ病の躁状態
リチウム 　錠剤	1980	躁病および躁うつ病の躁状態
バルプロ酸 　錠剤，顆粒，シロップ	2002	躁病および躁うつ病の躁状態
抗精神病薬		
クロルプロマジン 　錠剤，注射	1956	躁病における不安・緊張・抑うつ
レボメプロマジン 　錠剤，注射	1963	躁病，うつ病における不安・緊張
ハロペリドール 　錠剤，注射，内用液	1977	躁病
チミペロン 　錠剤，注射	1987	躁病
スルトプリド 　錠剤	1989	躁病の興奮および幻覚・妄想状態

照試験から，ラピッドサイクラーの既往がある場合の二次解析データがある[41]。オランザピン（5〜20 mg/日，19名）群とプラセボ（26名）群の比較において，プラセボ群では治療を完了した割合は有意に少なく，半数以上が効果の欠落によって中止していた。オランザピン群ではプラセボ群より Young Mania Rating Scale（YMRS）得点が有意に低下した（−13.9 対 −4.1，p＝0.011）。臨床反応良好の基準を，YMRS 50％以上の改善と定義したとき，プラセボ群では28％に対してオランザピン群では58％であった。本研究の期間は3週間と限定されているなどの限界（点）があるが，オランザピンは双極Ⅰ型障害のラピッドサイクラーに対して，躁症状の軽減に有効で，忍容性に優れていることが示唆された。

ただし，急速交代の既往があるほうがオランザピンの反応がよいかというと，そういうわけではないことが，急性躁病を対象にしたオランザピンとプラセボとの二重盲検比較試験で示唆されている[42]。

オランザピンとフルオキセチンの併用療法も研究されている。双極性うつ病におけるオランザピン単剤療法，オランザピン/フルオキセチン併用療法，プラセボを無作為化した8週間の比較対照試験がある。併用療法に振り分けられたラピッドサイクラーは，プラセボに比べうつ症状の有意な改善を示したが，オランザピン単剤群では示さなかった[43]。

(2) クエチアピン

クエチアピンの研究では，多施設研究 BOLDER（BipOLar DEpRession）試験において，ラピッドサイクラーにおける有効性が示されている。BOLDER 試験は，双極Ⅰ型およびⅡ型障害のうつ病患者を対象とした，クエチアピンの8週間のプラセボとの二重盲検比較対照試験である。542名が参加し，クエチアピン 300〜600 mg/日にてうつ症状の改善が1週間で認められたという[44]。亜型による解析では，108名のラピッドサイクラーではクエチアピン群において躁症状の変化は少なかったが，うつ症状の有意な改善を示した[45]。

(3) その他

他の非定型抗精神病薬であるジプラシドン，アリピプラゾール，リスペリドンにおいては，急性躁病における有効性は示されているが，ラピッドサイクラーに対するデータはないようである。抗精神病薬とリチウム/バルプロ酸との併用試験においても急性躁病が対象であり，ほとんどの試験では混合エピソードや急速交代型は対象から除外されている。

ラピッドサイクラー15名に対するクロザピンの付加療法では，12ヵ月の試験期間中に80％以上の患者でなんらかの改善が認められた[46]ものの，非ラピッドサイクラーに対するほどの効果ではなかった。

4．他の治療法

(1) その他の薬物療法

ⅰ) 甲状腺ホルモン剤

　生化学的に甲状腺機能低下がない場合でも，ラピッドサイクラーに対する甲状腺ホルモンの使用が数名の研究者により提唱されている。しかし，この介入を支持するデータは多くはない。ラピッドサイクラー11名に対して甲状腺薬を付加したオープン試験で有用性が示唆された[47]が，その後無作為化比較対照研究はないようである。

　メタ解析によると，甲状腺機能低下が急速交代型の予測因子であったが（$p<0.01$），現在の急速交代型に対してのみ認められ，生涯における急速交代型の発現に関して有意な関連はなかった[2]。

ⅱ) カルシウム拮抗薬

　抗けいれん薬でカルシウムチャネル阻害薬であるニモジピンも，予備的な所見から注目を集めている[39,48]。

ⅲ) その他

　抗不整脈薬であるメキシレチンを治療抵抗性のラピッドサイクラー20名に6週間投与されたオープン試験では，約半数が治療反応を示したという[49]。

　ほかにもラピッドサイクラーに対して数種類の薬剤が試されているが，有用性が示唆される薬剤は現在のところ公表されていない。Ω-3脂肪酸は，双極性障害治療に対する興味を集めているが，ラピッドサイクラーに対する8週間の比較対照試験では効果を示さなかった[50]。双極性障害における高エネルギーリン代謝の機能不全仮説に基づき，リチウム加療中のラピッドサイクラーに対し無作為に経口コリン薬を投与した12週間の比較対照試験では，プラセボと有意差を示さなかった[51]。メラトニンは，ラピッドサイクラーの気分および睡眠には無効であったという[52]。

(2) 電気けいれん療法

　電気けいれん療法は，治療抵抗性の気分障害にしばしば使用される治療法であるが，ラピッドサイクラーに対する治療としてはエビデンスが限定され[53]，症例報告がある程度である[54]。

(3) 光療法

　ラピッドサイクラーに対して薬物療法に高照度光療法を施行した予備的報告がある[55]。日中に光療法を施行した5名中3名に有効であったという。

(4) 精神療法など

　認知行動療法や対人療法，睡眠リズムの正常化や，対人関係および環境心理的ストレスの最小化が気分安定化に結びつく可能性がある[56]。

D．まとめ

　ラピッドサイクラーに特定の薬物療法が有益であるのか，まだ知見を蓄積している最中といえるが，現時点での第一選択薬としてはリチウム，バルプロ酸，ラモトリジンが挙げられ，ラモトリジンはうつ症状治療により適している。気分安定薬の併用療法による有効例の報告はあるが，カルバマゼピンを使用する際には，薬物相互作用を考慮するべきである。非定型抗精神病薬の中ではオランザピンもしくはクエチアピンがラピッドサイクラーにおいても有効であることが示されてきている。

　抗うつ薬の急速交代誘発作用についてはまだ論議中であるが，双極性障害であれば，抗うつ薬単剤使用はしないほうがよいだろう。ラピッドサイクラーに抗うつ薬が単剤で使用されていた場合には，抗うつ薬の中止が有用である可能性がある。治療抵抗性の場合には，甲状腺ホルモン付加や電気けいれん療法も考慮するが，エビデンスは十分とはいえない。

　再発予防にあたって，薬物療法の他に，規則的な睡眠・起床のサイクル，ストレス対処法，服薬アドヒアランスに関する教育や，アルコールおよび薬物乱用を回避することも重要と思われる。

文　献

1) American Psychiatric Association（訳：高橋三郎・大野裕・染矢俊幸）：DSM-Ⅳ-TR 精神疾患の診断・統計マニュアル．医学書院，東京，2004．
2) Kupka RW, Luckenbaugh DA, Post RM, et al：Rapid and non-rapid cycling bipolar disorder：a meta-analysis of clinical studies. J Clin Psychiatry. 64（12）：1483-94, 2003.
3) Schneck CD, Miklowitz DJ, Calabrese JR, et al：Phenomenology of Rapid-Cycling Bipolar Disorder：Data From the First 500 Participants in the Systematic Treatment Enhancement Program Am J Psychiatry 161：1902-1908, 2004.
4) Kupka RW, Luckenbaugh DA, Post RM, et al：Comparison of Rapid-Cycling and Non-Rapid-Cycling Bipolar Disorder Based on Prospective Mood Ratings in 539 Outpatients Am J Psychiatry 162：1273-1280, 2005.
5) Vieta E, Calabrese JR, Hennen J, et al：Comparison of rapid-cycling and non-rapid-cycling

bipolar I manic patients during treatment with olanzapine : analysis of pooled data. J Clin Psychiatry. 65 (10) : 1420-8, 2004.

6) Koukopoulos A, Sani G, Koukopoulos AE, et al : Duration and stability of the rapid-cycling course : a long-term personal follow-up of 109 patients. J Affect Disord 73 (1-2) : 75-85, 2003.

7) Hawton K, Sutton L, Haw C, et al : Suicide and attempted suicide in bipolar disorder : a systematic review of risk factors. J Clin Psychiatry. 66 (6) : 693-704, 2005.

8) Calabrese JR, Shelton MD, Rapport DJ, et al : Current research on rapid cycling bipolar disorder and its treatment. J Affect Disord 67 (1-3) : 241-55, 2001.

9) Coryell W, Solomon D, Turvey C, et al : The long-term course of rapid-cycling bipolar disorder. Arch Gen Psychiatry 60 : 914-620, 2003.

10) Ernst CL, Goldberg JF : Clinical features related to age at onset in bipolar disorder. J Affect Disord 82 : 21-27, 2004.

11) Fisfalen ME, Schulze TG, DePaulo JR Jr, et al : Familial Variation in Episode Frequency in Bipolar Affective Disorder. Am J Psychiatry 162 : 1266-1272, 2005.

12) Garno JL, Goldberg JF, Ramirez PM, et al : Impact of childhood abuse on the clinical course of bipolar disorder. Br J Psychiatry 186 : 121-125, 2005.

13) MacKinnon DF, Zandi PP, Gershon ES, et al : Association of rapid mood switching with panic disorder and familial panic risk in familial bipolar disorder. Am J Psychiatry 160 : 1696-1698, 2003.

14) Fisfalen ME, Schulze TG, DePaulo JR Jr, et al : Familial Variation in Episode Frequency in Bipolar Affective Disorder. Am J Psychiatry 162 : 1266-1272, 2005.

15) Boylan KR, Bieling PJ, Marriott M, et al : Impact of comorbid anxiety disorders on outcome in a cohort of patients with bipolar disorder. J Clin Psychiatry 65 : 1106-1113, 2004.

16) Ghaemi SN, Hsu DJ, Soldani F, et al : Antidepressants in bipolar disorder : the case for caution. Bipolar Disord. 5 : 421-433, 2003.

17) Wehr TA, Sack DA, Rosenthal NE, et al : Rapid cycling affective disorder : contributing factors and treatment responses in 51 patients. Am J Psychiatry 145 : 179-184, 1988.

18) Altshuler LL, Post RM, Leverich GS, et al : Antidepressant-induced mania and cycle acceleration : a controversy revisited. Am J Psychiatry 152 (8) : 1130-8, 1995.

19) Ghaemi SN, Boiman EE, Goodwin FK : Diagnosing bipolar disorder and the effect of antidepressants : a naturalistic study. Journal of Clinical Psychiatry 61 : 804-808, 2000.

20) Wolpert EA, Goldberg JF, Harrow M : Rapid cycling in unipolar and bipolar affective disorders. Am J Psychiatry 147 : 725-728, 1990.

21) Yildiz A, Sachs GS : Do antidepressants induce rapid cycling? A gender-specific association. J

Clin Psychiatry 64：814-818, 2003.

22) Coryell W, Endicott J, Keller M：Rapidly cycling affective disorder. Arch Gen Psychiatry. 49：126-131, 1992.

23) Bauer M, Rasgon N, Grof P, et al：Mood changes related to antidepressants：a longitudinal study of patients with bipolar disorder in a naturalistic setting. Psychiatry Res 133：73-80, 2005.

24) Zarate CA, Tohen M, Fletcher K：Cycling Into Depression From a First Episode of Mania：A Case-Comparison Study. Am J Psychiatry 158：1524-1526, 2001.

25) Amsterdam JD, Shults J, Brunswick DJ, et al：Short-term fluoxetine monotherapy for bipolar type II or bipolar NOS major depression-low manic switch rate. Bipolar Disord. 6（1）：75-81, 2004.

26) Amsterdam JD, Garcia-Espana F：Venlafaxine monotherapy in women with bipolar II and unipolar major depression. J Affect Disord. 59（3）：225-9, 2000.

27) Practice guideline for the treatment of patients with bipolar disorder（revision）. Am J Psychiatry 159（4 suppl）：1-50, 2002.

28) Dunner DL, Fieve RR：Clinical factors in lithium carbonate prophylaxis failure. Arch Gen Psychiatry. 30：229-233, 1974.

29) Tondo L, Hennen J, Baldessarini RJ：Rapid-cycling bipolar disorder：effects of long-term treatments. Acta Psychiatr Scand 108：4-14, 2003.

30) Shelton MD III, Rapport DJ, Youngstrom EA, et al：Is rapid cycling a predictor of nonresponse to lithium? Program and abstracts of the 157th Annual Meeting of the American Psychiatric Association；New York, NY；May 1-6, 2004.

31) Denicoff KD, Smith-Jackson EE, Disney ER, et al：Comparative prophylactic efficacy of lithium, carbamazepine, and the combination in bipolar disorder. J Clin Psychiatry 58（11）：470-8, 1997.

32) Swann AC, Bowden CL, Calabrese JR, et al：Differential effect of number of previous episodes of affective disorder on response to lithium or divalproex in acute mania. Am J Psychiatry 156（8）：1264-6, 1999.

33) Swann AC, Bowden CL, Calabrese JR, et al：Mania：differential effects of previous depressive and manic episodes on response to treatment. Acta Psychiatr Scand 101（6）：444-51, 2000.

34) Calabrese JR, Markovitz PJ, Kimmel SE, et al：Spectrum of efficacy of valproate in 78 rapid-cycling bipolar patients. J Clin Psychopharmacol 12（1 Suppl）：53-6S, 1992.

35) Calabrese JR, Rapport DJ, Youngstrom EA, et al：New data on the use of lithium, divalproate, and lamotrigine in rapid cycling bipolar disorder. Eur Psychiatry 20（2）：92-5, 2005.

36) Calabrese JR, Suppes T, Bowden CL, et al：A double-blind, placebo-controlled, prophylaxis study of lamotrigine in rapid cycling bipolar disorder. Lamictal 614 Study Group. J Clin Psychiatry 61：841-850, 2000.

37) Walden J, Schaerer L, Schloesser S, et al：An open longitudinal study of patients with bipolar rapid cycling treated with lithium or lamotrigine for mood stabilization. Bipolar Disord 2 (4)：336-9, 2000.

38) Chengappa KN, Gershon S, Levine J：The evolving role of topiramate among other mood stabilizers in the management of bipolar disorder. Bipolar Disord 3 (5)：215-32, 2001.

39) Pazzaglia PJ, Post RM, Ketter TA, et al：Nimodipine monotherapy and carbamazepine augmentation in patients with refractory recurrent affective illness. Clin Psychopharmacol. 18 (5)：404-13, 1998.

40) Sugimoto T, Murata T, Omori M, et al：Clonazepam augmentation therapy in a male at early adolescence with rapid cycling bipolar disorder. Gen Hosp Psychiatry 25 (1)：57-9, 2003.

41) Sanger TM, Tohen M, Vieta E, et al：Olanzapine in the acute treatment of bipolar I disorder with a history of rapid cycling. J Affect Disord 73：155-161, 2003.

42) Baldessarini RJ, Hennen J, Wilson M, et al：Olanzapine versus placebo in acute mania：treatment responses in subgroups. J Clin Psychopharmacol 23 (4)：370-6, 2003.

43) Keck P, Corya S, Andersen SW, et al：Analysis of olanzapine/fluoxetine combination in the treatment of rapid-cycling bipolar depression (presentation). Program and abstracts of the 43rd Annual New Clinical Drug Evaluation Unit Meeting；Boca Raton, Florida；Abstract I-100, 2003.

44) Astra Zeneca press release-24 May 2005 Data presented to show quetiapine (Seroquel) improves depression ratings and quality of life in patients with bipolar disorders. London & South East Medicines Information Service Monthly News Review 99：49-50, 2005. http://www.druginfozone.nhs.uk/docs/Pcjw_99th_edition_IN.pdf

45) Vieta E, Calabrese J, McFadden W, et al：Quetiapine for the treatment of rapid-cycling bipolar depression. Program and abstracts of the European Stanley Foundation Conference on Bipolar Disorder：24-26, Denmark；September 24-26, 2004.

46) Suppes T, Ozcan ME, Carmody T：Response to clozapine of rapid cycling versus non-cycling patients with a history of mania. Bipolar Disord 6：329-332, 2004.

47) Bauer MS, Whybrow PC：Rapid cycling bipolar affective disorder. II. Treatment of refractory rapid cycling with high-dose levothyroxine：a preliminary study. Arch Gen Psychiatry 47 (5)：435-40, 1990.

48) Pazzaglia PJ, Post RM, Ketter TA, et al：Preliminary controlled trial of nimodipine in ultra-rapid cycling affective dysregulation. Psychiatr Res 49：257-272, 1993.

49) Schaffer A, Levitt AJ, Joffe RT : Mexiletine in treatment-resistant bipolar disorder. J Affect Disord 57 (1-3) : 249-53, 2000.

50) Keck PE Jr., McElroy SL, Freeman MP, et al : Randomized, placebo-controlled trial of eicosopentanoic acid (EPA) in rapid cycling bipolar disorder. Program and abstracts of the 5th International Conference on Bipolar Disorder ; Pittsburgh, Pennsylvania ; June 12-14, 2003.

51) Lyoo IK, Demopulos CM, Hirashima F, et al : Oral choline decreases brain purine levels in lithium-treated subjects with rapid-cycling bipolar disorder : a double-blind trial using proton and lithium magnetic resonance spectroscopy. Bipolar Disord 5 (4) : 300-6, 2004.

52) Leibenluft E, Feldman-Naim S, Turner EH, et al : Effects of exogenous melatonin administration and withdrawal in five patients with rapid-cycling bipolar disorder. J Clin Psychiatry 58 (9) : 383-8, 1997.

53) Grunze H, Amann B, Dittman S, et al : Clinical relevance and treatment possibilities of bipolar rapid cycling. Neuropsychobiology 45 : 20-26, 2002.

54) Kho KH : Treatment of rapid cycling bipolar disorder in the acute and maintenance phase with ECT. J ECT. 18 (3) : 159-61, 2002.

55) Leibenluft E, Turner EH, Feldman-Naim S, et al : Light therapy in patients with rapid cycling bipolar disorder : preliminary results. Psychopharmacol Bull 31 (4) : 705-101, 1995.

56) Satterfield JM : Adjunctive cognitive-behavioral therapy for rapid-cycling bipolar disorder : an empirical case study. Psychiatry 62 (4) : 357-69, 1999.

〔尾鷲登志美，中込和幸〕

V. 難治性うつ病アルゴリズムの提唱

A. 治療抵抗性うつ病の薬物治療アルゴリズム

　この章では第Ⅲ章で述べられた多くの方法を踏まえて,現時点での最良と思われる「治療抵抗性うつ病の薬物治療アルゴリズム」を提唱する。EBM (evidence-based medicine) の時代にあって,論文に基づいたエビデンスの数により治療優先順序を決めた。ただし「エビデンスの数」とは,あくまで「治療抵抗性うつ病」に対するエビデンス数であって,うつ病そのものへのエビデンスではない。このアルゴリズムに対する解説を以下のように並べる。

(1)「治療抵抗性」の定義
　これをあまりに厳密に定義するとかえって硬直化したアルゴリズムとなるので,ここではやや漠然と「現時点で提唱されているうつ病一般に対するアルゴリズムの手順に従い,ある段階まで治療を行っても無効な場合」とした。これは第Ⅱ章 (p.15) の結論として述べられているように,「異なった作用機序を持った抗うつ薬を最低2週間用いても反応しないうつ病」ということとほぼ一致する。このように定義すると,当然ここに示したアルゴリズムは「通常治療によるアルゴリズム」とある段階までは重複することになる。すでに行われている段階以降の治療について,この「治療抵抗性アルゴリズム」を参照すればよい。

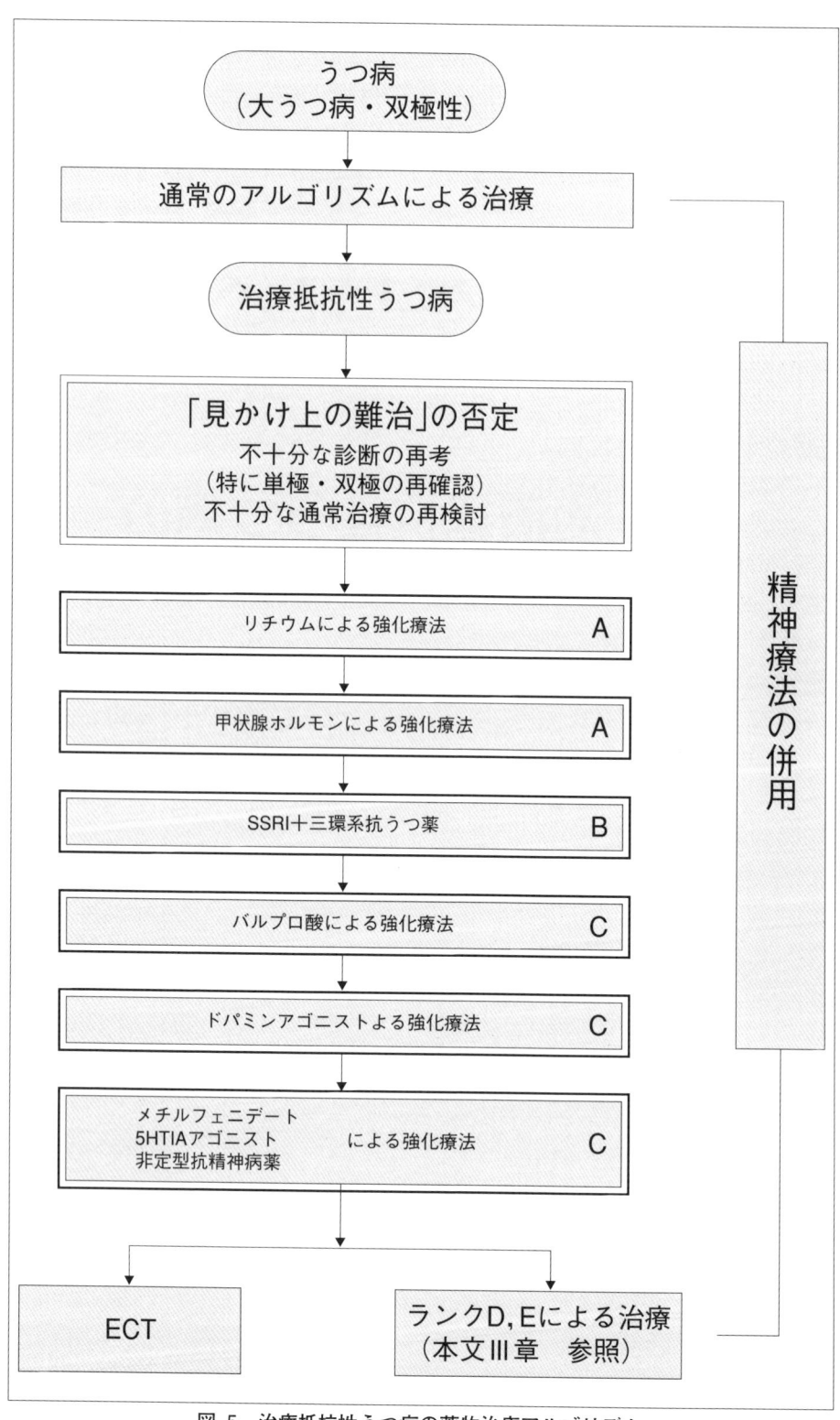

```
                    うつ病
              (大うつ病・双極性)
                       │
                       ▼
         ┌─────────────────────────┐
         │  通常のアルゴリズムによる治療  │
         └─────────────────────────┘
                       │
                       ▼
              治療抵抗性うつ病
                       │
                       ▼
         ┌─────────────────────────┐
         │   「見かけ上の難治」の否定     │
         │     不十分な診断の再考       │
         │   (特に単極・双極の再確認)    │
         │   不十分な通常治療の再検討    │
         └─────────────────────────┘
                       │
                       ▼
         ┌─────────────────────────┐
         │  リチウムによる強化療法     A │
         └─────────────────────────┘
                       │
                       ▼
         ┌─────────────────────────┐
         │  甲状腺ホルモンによる強化療法 A │
         └─────────────────────────┘
                       │
                       ▼
         ┌─────────────────────────┐
         │  SSRI＋三環系抗うつ薬       B │
         └─────────────────────────┘
                       │
                       ▼
         ┌─────────────────────────┐
         │  バルプロ酸による強化療法   C │
         └─────────────────────────┘
                       │
                       ▼
         ┌─────────────────────────┐
         │  ドパミンアゴニストよる強化療法 C │
         └─────────────────────────┘
                       │
                       ▼
         ┌─────────────────────────┐
         │  メチルフェニデート          │
         │  5HT1Aアゴニスト による強化療法 C │
         │  非定型抗精神病薬            │
         └─────────────────────────┘
                  │         │
                  ▼         ▼
                ECT    ランクD,Eによる治療
                        (本文Ⅲ章 参照)
```

(右側：精神療法の併用)

図 5　治療抵抗性うつ病の薬物治療アルゴリズム
＊A〜E はエビデンスの強さによるランク付けを示す（本文参照）。

(2) 治療方法のランク付け

治療順位は以下のように決められており，おのおのの方法にランク記号を付けた。

ランク A：多くの RCT（無作為比較対照試験）や二重盲検比較対照試験の裏づけがある

ランク B：1-2 の RCT の裏づけがある

ランク C：多くのオープン試験の裏づけがある

ランク D：少数のオープン試験の裏づけがある

ランク E：症例報告などにより可能性が示唆される

(3) 単極・双極の区別

第Ⅰ章（p.3）に述べられているように，単極性と双極性の区別は治療抵抗性うつ病の治療についての第一歩と言えるほどの重要性をもつにもかかわらず，従来の治験ではこの区別が必ずしも十分に行われていない。したがってエビデンスも根元のところで不確実な面をもっていることになる。このことから本アルゴリズムでは双極性と単極性の区別を行っていない。

(4) 強化療法の基本抗うつ薬

強化療法が主流の方法となっているが，その場合の基本抗うつ薬については，エビデンスの基になっている治験のかなりの部分が三環系抗うつ薬である。SSRI による治験はまだ少ない。この点は注意すべきであるが，SSRI を基盤とした強化療法のエビデンスが少ないからといって，強化療法を行う場合，いったん三環系に切り替えるべき，と述べることも，現実的ではないと思われる。SSRI による治験も少しづつ登場しており，それが三環系といちじるしい差が出ているわけではないこと，また現実の臨床で SSRI が主流となっていることなどを考えると，本アルゴリズムでは SSRI を基本薬とした強化療法も認めることにした。ただ，副作用や併用によるリスクの問題については，Ⅲ章 B の各論を注意深く参照とされたい。

(5) 精神療法

精神療法については第Ⅲ章（p.124）に述べられているとうり，治療抵抗性の原因の緩和，再発・再燃防止と幅広い臨床的意義を有するものであり，薬物が無効の場合にある段階から行うというものではないと考え，アルゴリズム全体を通して同時並行的に行うべきものとして捉えた。

(6) 保険適応

薬物はわが国で使用可能なものに限ったが，必ずしも保険適応については顧慮しな

かった。そもそも治療抵抗性うつ病という困難な状況にあっては，保険適応性にこだわっていては推奨できる治療法は非常に限られたものになるからである。

(7) ECT

ECTについてはやはり，ある程度のリスクと入院や全身麻酔などの大掛かりな対応を要するので，エビデンスの量にかかわらず，一番最後に置いた。

（野村総一郎）

B．ラピッドサイクラー（RC）薬物治療アルゴリズム

　本来，アルゴリズムの提唱はEBMに基づいてなされるべきであるが，ことラピッドサイクラーに関しては無作為化比較試験がほとんどなく，せいぜいオープン試験があればよい方で，大半は治療経験の域を出ない。したがって，ここで提案するアルゴリズムはその根拠に関して強固なエビデンスに裏打ちされるものでないことを，あらかじめお断りしておかねばならない。

　ラピッドサイクラーの診断は治療経過の中でつけられることが大半である。それまでの治療がいかなるものかによって，アルゴリズムの出発点は異なるが，ここでは従来の治療のうち，もっとも多く使われてきた「炭酸リチウム（Li）＋三環系抗うつ薬（TCA）」を出発点としてアルゴリズムを作成した（図6）。

（1）Line 1（図6）

　リチウムにTCAを併用している症例でラピッドサイクラーと診断された症例の場合を想定する。

　ラピッドサイクラーの診断はDSM-IVを用いる。DSM-IVのラピッドサイクラーは1年に少なくとも4回の大うつ病，躁病，混合性または軽躁性エピソードの基準を満たすエピソードをもつ双極I型またはII型障害である。

（2）Line 2，3（図6）

　リチウムとTCAは原則中止し，気分安定薬はバルプロ酸ナトリウム（VPA）あるいはカルバマゼピン（CBZ）に，またTCAは中止したうえでうつ状態の程度が重い場合にはSSRIあるいはSNRIを投与する。ここでリチウムを中止するのはリチウムが効果を示さない場合である。本来，Dunnerら[7]がラピッドサイクラーを提唱した時にはリチウム抵抗性が謳われていたが，そのDunner自身が後にリチウムにはラピッドサイクラーの頻度を減少させる効果はないが，程度を軽減させ，病相期間を短縮させる効果はあることを報告[8]しているので，この段階でやや有効の評価がなされるケースもある。しかし，単剤投与を原則とする立場から，リチウムにバルプロ酸あるいはカルバマゼピンをはじめから併用することは避けて，リチウムを中止し，バルプロ酸，カルバマゼピンのいずれかを投与する。また，TCAはラピッドサイクラーを誘発する可能性があるので，原

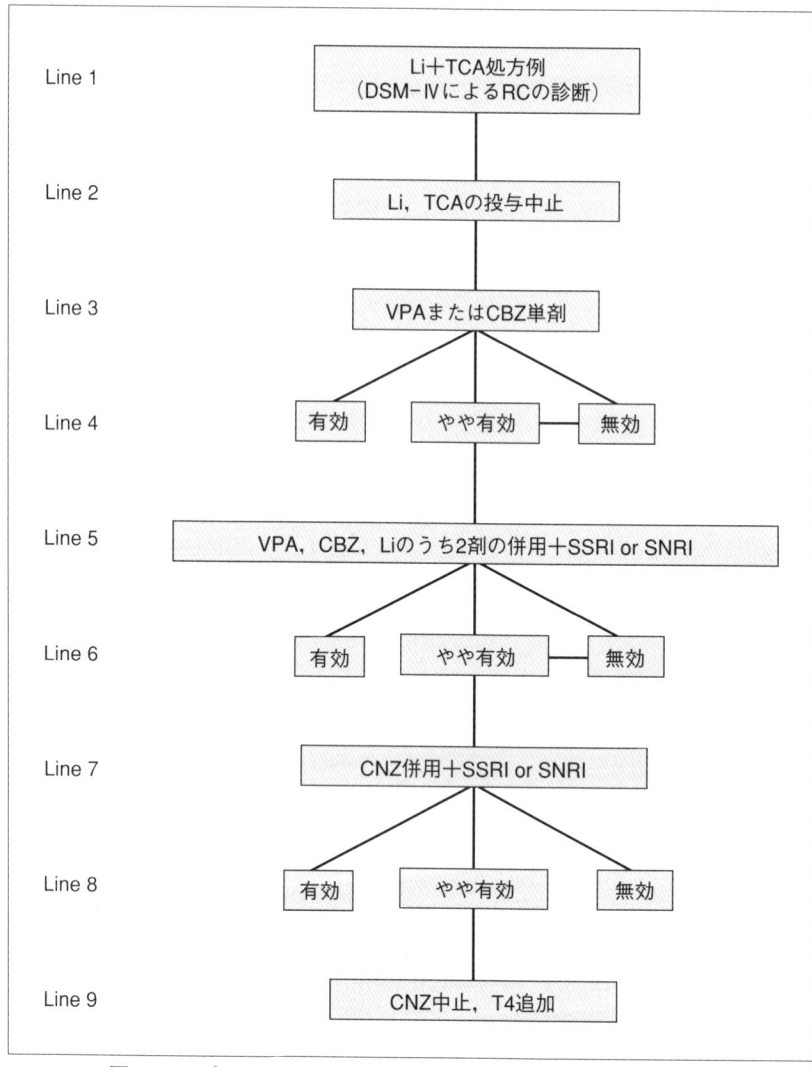

図6 ラピッド・サイクラー（RC）の薬物治療アルゴリズム

Line 1	Li＋TCA処方例（DSM-IVによるRCの診断）
Line 2	Li, TCAの投与中止
Line 3	VPAまたはCBZ単剤
Line 4	有効／やや有効／無効
Line 5	VPA, CBZ, Liのうち2剤の併用＋SSRI or SNRI
Line 6	有効／やや有効／無効
Line 7	CNZ併用＋SSRI or SNRI
Line 8	有効／やや有効／無効
Line 9	CNZ中止, T4追加

則中止する。この場合，バルプロ酸やカルバマゼピンのみでうつ病相を含めてその病相の予防あるいは病相の重症度の軽減が期待できるので，まずはTCAを中止し，しばらく様子をみたうえで，必要であればSSRIあるいはSNRIを追加する。以下，すべてのステップにSSRIないしはSNRIが＋－で示してあるのも，同じ意味である。

バルプロ酸，カルバマゼピンの血中濃度についててんかん治療の有効血中濃度に準じてバルプロ酸の場合は40〜100 μg/ml，カルバマゼピンの場合は3〜10 μg/mlを目安にする。

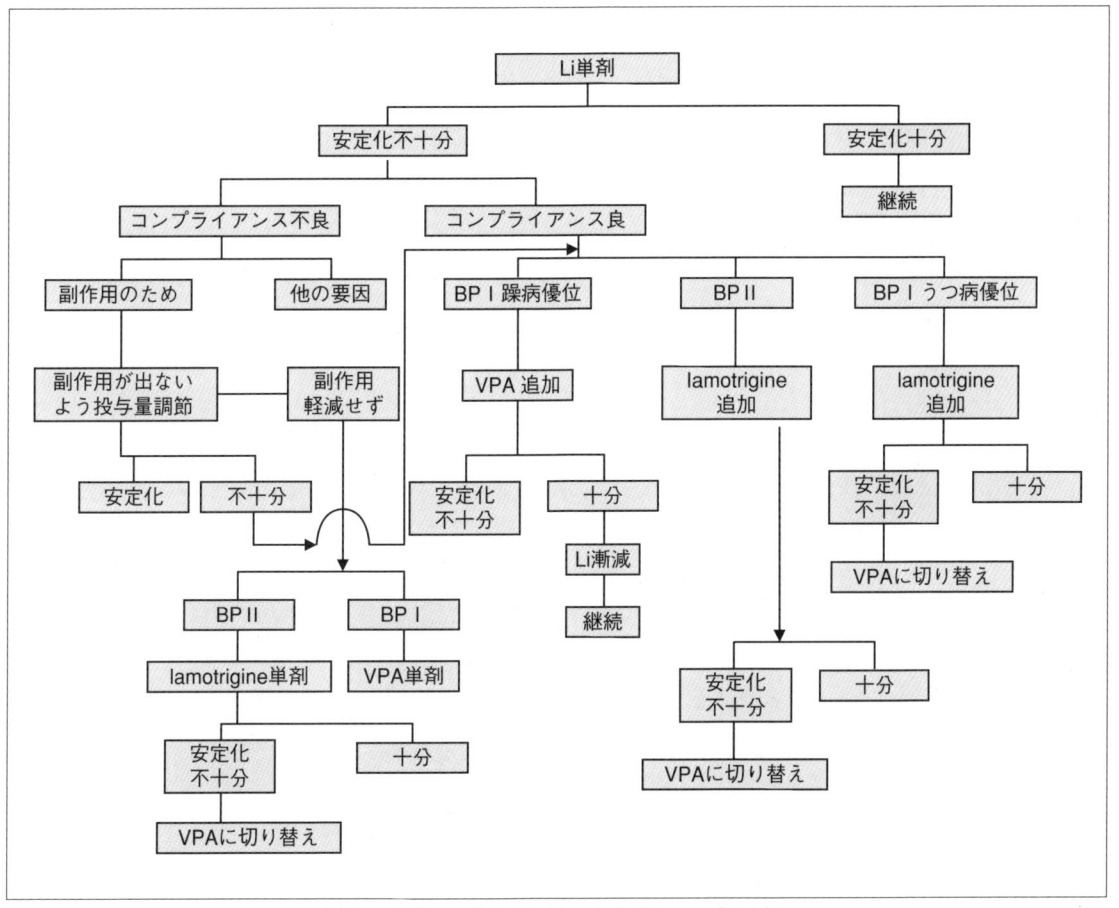

図7 ラピッドサイクラーの治療アルゴリズム

(3) Line 4, 5（図6）

　バルプロ酸あるいはカルバマゼピン（+SSRI, SNRI）で部分的改善が得られるか，無効の場合には，これにリチウムを併用するかバルプロ酸とカルバマゼピンの併用を試みる。いずれを選択するかについての基準はない。リチウムとカルバマゼピンの併用の有効性については多くの報告があるが，無作為化比較試験は多くはない。リチウム単剤とリチウム+カルバマゼピン併用の比較は Di Costanzo ら[6]により報告されており，併用による効果発現の早さが示されている。また，Denicoff ら[5]は52例のラピッドサイクラーを対象に同一患者でリチウム単剤，カルバマゼピン単剤，リチウム+カルバマゼピンを1年間ずつ投与して比較した結果，リチウム単剤では8％，カルバマゼピン単剤では19％の反応しか得られなかったのに対して，リチウム+カルバマゼピンでは56.3％の反応が得られた。リチウム+バルプロ酸がリチウム単剤よりも再燃予防効果が強いとする報

告[10]もある。

(4) Line 6, 7（図6）

　気分安定薬の併用療法で効果が見られないときには，まだ十分なエビデンスは得られていないがクロナゼパムの気分安定薬との併用を試みる価値がある。投与量は1～3 mgで最大6 mgまでは投与できる。ラピッドサイクラーを対象にした検討ではないがChouinardらは急性躁病を対象にカルバマゼピン，リチウムを対照にして交差二重盲検比較試験を行い，クロナゼパムの抗躁効果を報告した[3]。また，Aronsonらはリチウムに抵抗性のラピッドサイクラーに対してクロナゼパムが単剤で有効であったと報告している[1]。

(5) Line 8, 9（図6）

　ラピッドサイクラーの病態に甲状腺機能低下が関連することが示唆されてきたが，これもまだ十分なエビデンスを備えているものではない。これまでに本格的なRCT（無作為化比較試験）が行われていないので，アルゴリズムに位置付けてよいかどうか判断しがたいが，上記すべてに反応しない難治例に対して，甲状腺ホルモン併用を行う意味はあると考える。

　オープン試験の成績としてはStancerら[11]，Leibowら[9]，Bauerら[2]の報告がある。最近，Coryellが総説の中でラピッドサイクラーのアルゴリズムを発表している[4]ので，参考までに図7に示した。リチウム単剤からスタートする点は同じだが，コンプライアンスの良，不良で分けている点はユニークかつ実際的である。コンプライアンスが良好な場合には躁病優位のBPⅠ，BPⅡ，うつ病優位のBPⅠに分かれており，躁病優位のBPⅠにはバルプロ酸を追加し，他はラモトリジンの併用を勧めている点が注目される。

文　献

1) Aronson TA, Shukla S, Hirshowitz J：Clonazepam treatment of five lithium refractory patients with bipolar disorder. Can J Psychiatry 46：77-80, 1989.

2) Bauer MS, Whybrow PC：Rapid cycling bipolar affective disorder. Ⅱ. Treatment of refractory rapid cycling with high-dose levothyroxine：A preminary study. Arch Gen Psychiatry 47：435-440, 1990.

3) Chouinard G, Young SN, Annabk L：Antimanic effect of clonazepam. Biol Psychiatry 18：451-466, 1983.

4) Coryell W：Rapid cycling bipolar disorder：Clinical characteristics and treatment options. CNS Drugs 19（7）：557-569, 2005.

5) Denicoff KD, Smith-Jackson EE, Disney ER, et al：Comparative prophylactic efficacy of lithium, carbamazepine and the combination in bipolar disorder. J Clin Psychiatry 58：470-8, 1987.

6) Di Costanzo E, Schifano F：Lithium alone or in combination with carbamazepine for the treatment of rapid cycling bipolar affective disorder. Acta Psychiatr Scand 83：456-459, 1991.

7) Dunner DL, Fieve RR：Clinical factors in lithium carbonate prophylaxis failure. Arch Gen Psychaitry 30：229-233, 1974.

8) Dunner DL：Rapid cycling bipolar manic depressive illness. Psychiatr Clin North Am 2：461-467, 1979.

9) Leibow D：K-thyroxine for rapid cycling bipolar illness. Am J Psychiatry 140：1255, 1983.

10) Solomon DA, Ryan CE, Keitner GI, et al：A pilot study of lithium carbonate plus divalproex sodium for the continuation and maintenance treatment of patients with bipolar I disorder. J Clin Psychiatry 58（3）：95-9, 1997.

11) Stancer HC, Persad E：Treatment of intractable rapid cycling manic-depressive disorder with levothyroxine. Arch Gen Psychiatry 39：311-312, 1982.

（樋口輝彦，山田和夫）

索　引

α, βアドレナリン受容体・5HT1A 受容体拮抗薬　93

5HT1A 受容体作動薬　92

〔欧　文〕

A
Aripiprazole　138

C
continuation ECT；継続 ECT　107

D
Dehydroepiandrosterone（DHEA）　98
DEX/CRH 試験　45

E
ECT 抵抗性　107
electroconvulsive therapy；ECT　**105**, 150

H
Hamilton うつ病評価尺度（Hamilton Rating Scale for Depression；HRSD）　106

M
maintenance ECT；維持 ECT　107

N
N メチル D アスパラギン酸（N-methyl-D-aspartate；NMDA）受容体拮抗薬　99

S
soft bipolar spectrum　68
STAR＊D（Sequenced Treatment Alternatives to Relieve Depression）　5
Stevens-Johnson 症候群　64, 66
subclinical hypothyroidism　**54**, 55

T
T_3（トリヨードサイロニン）　28
T3 の付加療法　56
T_4（レボチロキシン）　28
thyroxine（T4）　54
TRH（Thyrotoropine releasing hormone）　52
TRH 負荷　52
TRH 付加試験　**54**
triiodothyronine（T3）　52, 54

Z
Ziprasidone　138

〔和　文〕

あ

アマンタジン **76**
アミドグルテチミド　97
アミトリプチリン　84
アメリカ精神医学会（American Psychiatric Association；APA）　107
アルコール依存症　68
イソカルボクサジド　89
イミプラミン　107, 108
右片側性 ECT　113
エスシタロプラム　84, 85
エストロゲン　98
エピソード記憶　112
遠隔記憶　112
塩酸セレギニン　91
オキシカバゼピン　62, 67, 68
オランザピン　29, 96, 138, 139, 142

か

家族負因　132
家族療法　126
ガバペンチン　61, 62, 67, 68
カベルゴリン　**75**
カルシウム拮抗薬　141
カルバマゼピン（CBZ）　28, 60, 61, **62**, 68, **138**, 139, 142, 151
環境心理的ストレス　141
乾燥甲状腺末　56
鑑別　136
記憶障害　112
器質因子の見逃し　4
季節性感情障害　121
気分安定薬　28, **136**, 138, 139

気分不安定化　135
気分不安定化作用　134
虐待　132
急性躁病　139
急速交代化　134
急速交代型（rapid cycling specifier）　21, **131**, 132
急速交代誘発作用　142
強化療法の基本抗うつ薬　149
近時記憶　112
クエチアピン　96, 138, 140, 142
クリニカルパス　113
グルタミン酸受容体拮抗薬　99
クロナゼパム　28, 61, **65**, 139, 154
クロルプロマジン　138, 139
継続・維持 ECT　29
経頭蓋磁気刺激　121
経頭蓋的磁気刺激　29
ケタミン　99
ケトコナゾール　97
抗うつ薬の効果増強療法　26
甲状腺機能低下　154
甲状腺機能低下症　**52**
甲状腺ホルモン　26, **28**, 52, 53
甲状腺ホルモン剤　141
甲状腺ホルモン併用　154
甲状腺ホルモン補充療法　**52**
高照度光療法　121
抗精神病薬　138, **139**
抗てんかん薬　137
抗糖質コルチコイド受容体薬　96
交流正弦波治療器　105
コルチゾル／副腎皮質刺激ホルモン（ACTH）ピーク比　45

混合状態　68

さ

ΔTSH　**54**
再入院　109
再燃　108, 109
再発　109
再発予防　142
サイン波治療器　**105**
三環系抗うつ薬（tricyclic antidepressant；TCA）　17, **21**, 27, 32, 33, 106
磁気けいれん療法　122
自殺の予測因子　11
自然経過　134
シタロプラム　84, 85
ジプラシドン　96
社会恐怖　68
若年発症　133
修正型ECT　29
修正型電気けいれん療法（modified ECT；mECT）　**105**
循環気質者　68
症状精神病　52
小児期虐待　133
神経疾患　136
身体疾患を合併したうつ病　6
深部脳刺激　123
心理教育　126
睡眠リズム　141
ステージ分類　1
スルトプリド　139
精神刺激薬　28
精神病症状を伴ううつ病の診断と対応の失敗　3
精神療法　29, 149
性ホルモン　98
摂食障害　68

絶対的禁忌　110
セルトラリン　84
セロトニン前駆物質　99
遷延うつ病　16
選択的セロトニン再取り込み阻害薬（selective serotonin reuptake inhibitor；SSRI）　**27**, 106
双極Ⅱ型障害　133
双極スペクトラム　67
双極性うつ病　61, 67, 68, 140
双極性障害　21, 131
双極性障害の家族歴　133
双極性障害の診断と対応の失敗　3
相対的禁忌　110, 135
躁転　134, 135
ゾニサミド　61, 67, 68

た

第一選択薬　142
対人関係療法　30, 126
単極性うつ病　61, 67
単極・双極の区別　149
タンドスピロン（市販名；セディール）　92
断眠療法　120
チアガビン　62, 67
チミペロン　139
超急速交代型　131
超超急速交代型　131
治療抵抗性　131
治療抵抗性うつ病　16, **18**, 19, 20, 55, 56
「治療抵抗性」の定義　147
治療転帰　131
定電流短パルス矩形波治療器　105
デキサメサゾン-コルチコトロピン放出ホルモン複合負荷試験（DEX/CRH試験）　43
テストステロン　98
デュロキセチン　86, 87
電気けいれん療法　26, **105**, 141

糖質コルチコイド　97
ドパミン作動薬　28
ドパミン・ノルアドレナリン再取り込み阻害薬；DNRI　88
トピラメート　61, 62, 67, **137**
トラニルシプラミン　89
トリプトファン　99

な

内観療法　127
内分泌疾患　136
難治性　**15**
難治性うつ病　**15**, 16, 21
二次性抑うつの誤診　3
二重うつ病　108
認知行動療法　124, 141
認知療法　30, 124
年齢　5
ノルアドレナリン作動性・特異的セロトニン作動性抗うつ薬；NaSSA　87
ノルトリプチリン　108

は

発病年齢　132
発揚気質者　68
パニック障害　68
パルス波治療器　**105**
バルプロ酸　28, 61, **64**, 68, **137**, 138, 139, 142
バルプロ酸ナトリウム（VPA）　60, 151
パロキセチン　107, 108
ハロペリドール　139
比較対照試験　109
非定型抗精神病薬　29, 94, 139, 142
非メランコリー型の状態診断と対応の失敗　3
ピンドロール　93
不安障害の併存　132, 133
フェニトイン　62, 67, 68

フェネルジン　89
不機嫌症候群　68
副腎皮質ホルモン　96
ブスピロン（Buspirone）　**26**, 92
物質（薬物・アルコール）乱用　133
物質乱用　132
ブプロピオン　88
プラミペキソール　**75**
フルオキセチン　84, 85
プロトン磁気共鳴スペクトル法　112
ブロファロミン　90
ブロモクリプチン　28, **73**
ペルゴリド　28, **75**
ベンラファキシン　86
保険適応　149
ホルモン補充療法，甲状腺　52

ま

慢性うつ病（chronic depression）　16
ミルタザピン　87
迷走神経刺激　29
迷走神経刺激療法　122
メチラポン　97
メチルフェニデート　28, **78**
メランコリー型うつ病の診断と対応の失敗　3
妄想性うつ病　108
モクロベミド　90
モノアミン酸化酵素 B 阻害薬　91
モノアミン酸化酵素阻害薬（monoamine oxidase inhibitor；MAOI）　26, 89, 106
森田療法　127

や

薬剤起因性　136
薬物相互作用　142
薬物乱用　5, 136
薬物療法　142

薬物療法抵抗性うつ病　106
有病率　132
予後に関する要因　6
予測因子　7

ら

ラピッドサイクラー（rapid cycler）　16, **21**, 56, 66, 67, 68, **131**, 139, 140, 142, **151**
ラピッドサイクラー化　22, 53, 57
ラピッドサイクラーと甲状腺機能　53
ラピッドサイクラーの背景特徴　133
ラモトリジン　61, 62, **66**, 68, **137**, 138, 142

リスペリドン　29, 96, 138
リチウム　**21**, 26, **27**, 37, 57, 62, 68, 108, **136**, 139, 142, 151
リチウム強化療法の維持治療　42
リチウム抵抗性　151
リチウム反応不良性　137
リチウム無反応患者　21
両側性ECT　117
リルゾール　99
レベティラセタム　62, 67, 68
レボチロキシン　**56**
レボメプロマジン　139

©2006　　　　　　　　　　　第1版発行　2006年10月13日

エビデンスに基づく
難治性うつ病の治療

（定価はカバーに記載してあります）

編　著　　野　村　総一郎
　　　　　樋　口　輝　彦

発行所　　株式会社 新興医学出版社
発行者　　服部秀夫
〒113-0033 東京都文京区本郷6丁目26番8号
　　　　　　　　　電話　03(3816)2853
　　　　　　　　　FAX　03(3816)2895

検印省略

印刷　三報社　　ISBN4-88002-656-5　　郵便振替　00120-8-191625

- 本書およびCD-ROM（Drill）番の複製権・翻訳権・譲渡権・公衆送信権（送信可能化権を含む）は株式会社新興医学出版社が保有します。
- JCLS 〈㈱日本著作出版権管理システム委託出版物〉
  本書の無断複写は著作権法上での例外を除き禁じられています。複写される場合はその都度事前に㈱日本著作出版権管理システム（電話 03-3817-5670，FAX 03-3815-8199）の許諾を得てください。